令和 はばたく医療ツーリズム

国際貢献と連帯の新時代へ

国際医療福祉大学大学院教授

水巻 中正 編著

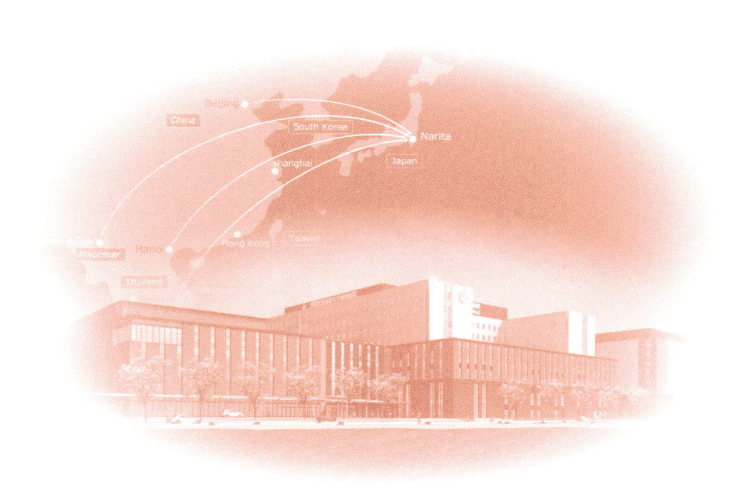

中央公論新社

序　論

国際医療福祉大学大学院教授　　水巻中正

「令和」新時代　東方から医療、介護の新しい風が吹き始めた

　日本の元号は 2019 年 5 月 1 日、平成から令和へ移行した。出典は万葉集で、「梅花の歌三十二首」の序文にある「初春の令月にして、気淑く、風 和 ぎ、」の文言からとったといわれる。新たな元号は国書に由来する初めてのものだが、国際性も宿し「人びとが美しく心を寄せ合う中で文化が育つという意味がこめられている」（首相談話）。「好き、やわらかな世」を作っていく。争いのない文化、平和を希求する考えがにじみ出ている。

　目を世界に転じてみると、今なお、各地で戦争、紛争が絶えず、多くの犠牲者を出している。だが、医療、介護の世界は、先端医療、リハビリのケアが進み、新世紀を迎えつつある。日本人によるノーベル生理学・医学賞の受賞が続き、まるで東方から新しい風が吹き始めた感がする。中でも、再生医療という最先端医療は未来を拓く。人間の細胞をもとに体のさまざまな細胞に変えられる iPS 細胞（人工多能性幹細胞）の研究が発表され、2019 年秋で 12 年が経つが、生みの親である山中伸弥・京都大学教授（2012 年、ノーベル生理学・医学賞を受賞）は「iPS 細胞の医療の応用こそが私の使命である」と語り、2019 年 4 月 8 日、京都市で開かれた「ノーベル賞受賞者を囲むフォーラム〜次世代へのメッセージ」で次のように述べている。「平成時代に生まれた iPS 細胞の研究成果が患者に届くのは、次の令和の時代だ。令和という言葉には、冬を乗り越えた梅の花が大きく開くという意味が込められている」（4 月 21 日付「読売新聞」朝刊）。

　令和は開花の時代ともいえる。実際、大阪大学では、澤芳樹教授らによって、自己骨格筋由来の筋芽細胞シートによる心筋再生治療法が開発され、補助人工心臓離脱成功例が世界で初めて報告された。理化学研究所の高橋政代プロジェクトリーダーらは、iPS 細胞から作った網膜の細胞を目の難

病患者に移植する世界初の臨床研究に成功。2019年4月18日、その臨床研究の経過について、5人に移植し1年経った段階での経過は良好で、安全性を確認した、と発表した。高橋リーダーは「実用化に向け、7合目まで来た」と評価した。

　このほか、再生医療は多くの研究が進み、パーキンソン病、脊髄損傷、白血病、筋ジストロフィーと臨床研究の計画が続いている。

　こうした朗報に輪をかけたのが、2018年の京都大学の本庶佑特別教授（当時76）と米テキサス大学のジェームズ・アリソン教授（当時70）のノーベル生理学・医学賞受賞だ。授賞理由は「免疫抑制の阻害によるがん治療法の発見」。本庶教授らは人の体を守る免疫の仕組みを突き止め、がん免疫療法の発展に貢献したと評価された。

　新治療法は、従来の体内の異物を攻撃する免疫の働きを利用したがん治療ではなく、まずがん細胞が免疫を働かないようにしていることを突き止め、その鍵を握る存在として免疫の細胞の表面で「PD-1」というたんぱく質を見つけ、1992年に発表した。さらにこのたんぱく質が免疫が働くのを抑えるブレーキの役割を果たしていることを発見。がん患者の体内で「PD-1」を働かなくすることで、免疫の力を活かしてがんをたたくことがわかった。この逆転の発想で、これを活かした治療薬「オプジーボ」（一般名ニボルマブ）を小野薬品工業と米製薬大手ブリストル・マイヤーズスクイブ（BMS）が共同開発し、2014年に発売した。難治性がんの悪性黒色腫（メラノーマ）や肺がんの治療薬として使われ、多くの患者に光明をもたらしている。

　医薬品の開発については、エイズ（後天性免疫不全症候群＝AIDS）の分野でも日本の研究者が活躍している。満屋裕明・熊本大学教授、国立国際医療研究センター臨床研究センター長が世界初のエイズ治療薬「AZT（アジドチミジン）」を開発、発展途上国の貧しい人びとや患者救済に尽力している。途上国では、約1,000万人が薬の治療を受け、死者は激減しており、ケニアでは、日本人医師による人材の育成が始まるなど、新たな風が吹いている。青年海外協力隊の活動、活躍に対しても、海外から賞賛の声が寄せられている。

超高齢時代　介護、リハビリの分野で貢献

　いち早く超高齢社会に突入した日本に対し、介護保険制度、ケアのあり方やリハビリ、自立支援について海外からの関心は高く、国民皆保険制度、介護保険制度に対する情報、知識の吸収、先進高齢国家ニッポンの経験と知恵を求める動きが出ている。これを受けて、病院や施設、さらに企業による人材育成、海外への進出が活発化し、政府による日本再興戦略の下、日本式医療ツーリズム（インバウンド＝外国人患者の訪日、およびアウトバウンド＝病院、施設輸出）が本格化し始めた。海外での医療拠点は20ヵ所を超える。病院の品質、安全管理を審査し、国際的に認定するJCI（Joint Commission International、本部・米国シカゴ）の取得病院、施設は29に上り、いわゆる日本国内のインターナショナル・ホスピタルズ（日本国際病院）は50（2019年10月時点）に達した。

　医療ツーリズムは医療情報のグローバル化によって、患者が安くて良質な医療を求め国境を越えて動く現象だが、近年は最先端医療、再生医療など優れた医療技術を持つ国、病院を目指す患者が増え、観光を兼ねて健診、治療を受けるいわゆる「医療観光」、さらに健康志向の「ヘルスツーリズム」が国際的に増える傾向にある。日本へは特にがんの治療や人間ドックの健診など高い医療水準、健診技術を求めてやってくる。介護の分野では、国際的な高齢化に伴い、日本の制度、地域包括ケアシステムの関心が高まり、視察で訪日する国や病院、施設関係者が絶えない。学び、連帯する国際的な機運が徐々に出てきた。

　わが国では、2020年に東京オリンピック・パラリンピックが開催される。訪日外国人観光客は2018年には年間3,000万人を超え、過去最多を更新した。ビザ（査証）の発給要件の緩和や国際空港の発着枠の拡大、地下鉄の多言語対応などに加えて、海外に向けての情報発信網が整えば、訪日外国人が飛躍的に膨れ上がることが予想され、2020年の目標4,000万人（消費額の目標8兆円）達成は夢ではないだろう。なによりも、観光立国戦略が医療における「おもてなし」の追い風になっている。令和に入り、日本式医療ツーリズムははばたこうとしている。

目　次

第1部　はばたく日本式医療ツーリズム

第 1 章　国際競争と連帯の時代

国際医療福祉大学大学院教授　水巻中正

　医療の国際交流、先進医療の進展に伴い、外国人患者の治療・健診を目的とした医療ツーリズム（Medical Tourism）は高まりをみせ、国際的に「競争と連帯の時代」に入った。「経済最優先」の安倍晋三内閣の日本再興戦略の下、日本式医療ツーリズム（インバウンド＝外国からの渡航患者の受け入れ、およびアウトバウンド＝医療技術やサービスを海外へ提供、病院輸出）は、東南アジアを中心に世界へはばたき、動きは活発になっている。医療通訳の充実、受け入れる病院の国際認証の取得も増え、海外の医療拠点、トレーニングセンターは 27 に達した（2019 年 9 月時点）。その一方で、政府はアジア健康構想を打ち出し、国際貢献に取り組む。

　医療ツーリズムは医療情報のグローバル化によって、患者が安くて良質な医療を求め国境を越えて動く現象である。近年は最先端医療や優れた医療技術を持つ国、病院を目指す患者が増加し、観光を兼ねて健診、治療を受けるいわゆる「医療観光」、さらに健康志向の「ヘルスツーリズム」が増えて多様化している。日本でも例外ではない。その背景には、健康、医療、介護を求める人びと、訪日観光客の急増が考えられる。

　長年、医療ツーリズムを調査し検証してきた日本政策投資銀行は、受け入れ医療機関の整備、異文化、多言語などの対応を図ることができれば、2020 年度時点で日本に渡航する医療ツーリストを年間 43 万人と予測、医療ツーリズム市場の規模を約 5,500 億円、経済波及効果を約 2,800 億円と見積もる。日本での治療、健診等を目的にやってくる外国人患者は、観光庁が 2010 年 6 月に実施した空港でのアンケートによる推計だと、訪日外国人約 800 万人の約 0.1％、8,000 人程度に過ぎなかったが、その後、海外に向けての情報発信網、受け入れ体制が徐々に整い始め、市場規模はだん

だん膨れ上がりつつあると予測する。

JCI 取得病院は 28 機関

　国際的に医療ツーリズムは、現在、世界約 74 ヵ国で実施されている。医療先進国のアメリカ、ドイツをはじめ、東南アジアのタイ、シンガポール、韓国、中東、ヨーロッパ、南米の国々で行われ、渡航目的は、最先端の医療技術、より良い品質の医療、待機時間の解消、低コスト——など。以前は新興国から先進国への渡航が主流だったが、現在は先進国から新興国へ向かう新たな流れが加わり、医療ツーリズム地図に変化をきたしている。

　それを象徴しているのが、JCI（Joint Commission International、本部・米国シカゴ）の国際認証の取得状況だ。病院の品質、安全管理を審査し、国際的に認定するというものだが、新興国が競って取得し、その数は 1,085 機関（2019 年 8 月時点、九州医事研究会調べ）に上っている。取得数が一番多いのはアラブ首長国連邦（UAE）の 205 機関、次いで中国 105、サウジアラビア 103、タイ 67、ブラジル 62、トルコ 43 と続いている。中近東、アジアが多く、日本は前年よりも 3 増えて 28 機関（12 位）。お隣の韓国は 23 機関（14 位）。中国は前年より 7 増えて堂々の 2 位、日本、韓国を大きく引き離している（表 1-1）。取得機関の多くの病院医師はアメリカで医師免許を取得し、医療機器、医薬品はアメリカ製を使用しており、アメリカの戦略は世界の病院を巻き込み、確実に利潤を得、目的を達成している。

　国際認証の取得はブランド力効果が高い。タイの取得病院はアメリカのホテル並みの豪華さで、家族も泊まることができ、治療費はアメリカの 2 ～ 3 割程度。航空運賃をかけても安くつく。観光を売り物にしたツーリズムが人気を呼び、バンコク病院では医療サービスはビジネスである、として広く宣伝し患者を誘致している。英語、日本語ができる医師、看護師。営業スタッフもタイ、アメリカ、日本、エジプト、ミャンマー人と多彩だ。中国は取得病院数がアジアでトップに躍り出た。海洋進出と同じように国家戦略として、アジア 1 位を狙い、患者の対象は国内の共産党幹部、富裕層だけでなく、これからは日本、韓国、シンガポール等との患者の獲得競

表 1-1　JCI 国際認証取得状況（7 月定点調査推移）

順位	国名	2013	2015	2016	2017	2018	2019	比率(%)	前年差
1	アラブ首長国連邦	68	114	143	168	192	205	19.2	13
2	中国	27	45	59	86	98	105	9.8	7
3	サウジアラビア	52	88	101	109	103	103	9.7	0
4	タイ	45	44	52	58	64	67	6.3	3
5	ブラジル	54	52	51	55	63	62	5.8	-1
6	トルコ	46	52	48	48	46	43	4.0	-3
7	インド	22	23	28	35	38	38	3.6	0
8	インドネシア	7	20	22	25	26	30	2.8	4
9	イスラエル	8	19	21	23	31	29	2.7	-2
10	アイルランド	22	28	29	29	28	29	2.7	1
11	スペイン	21	24	24	32	31	28	2.6	-3
12	日本	7	13	18	23	25	28	2.6	3
13	イタリア	24	24	25	24	31	23	2.2	-8
14	韓国	40	27	27	31	27	23	2.2	-4
15	ベルギー	1	5	7	11	18	23	2.2	5
16	シンガポール	22	21	22	19	23	21	2.0	-2
17	カタール	11	14	14	15	16	17	1.6	1
18	台湾	25	16	17	17	14	13	1.2	-1
19	マレーシア	10	13	13	14	13	13	1.2	0
20	ポルトガル	12	19	16	16	16	12	1.1	-4

出所：九州医事研究会調べ

　争が熾烈になるものと見られる。その反面、他国との連携、連帯も熱心で、合弁会社の設立や人材交流に力を注いでいる。

　日本の JCI 認証病院は 2009 年に亀田メディカルセンター（亀田総合病院、亀田クリニック等）が初めて取得した。10 年間で 29 にまで膨れ上がった（表 1-2。実際に取得したのは 29 だが、1 施設が更新していないため、表 1-1 データでは 28 機関）。首都圏が中心だが、北海道から沖縄まで全国各地に誕生、徳洲会系病院が 7 と最も多く、医科大学、大学では、順天堂大学医学部附属順天堂医院、埼玉医科大学国際医療センター、国際医療福祉大学三田病院、藤田医科大学病院、名古屋大学医学部附属病院がそれぞれ取得した。

表 1-2　日本の JCI 認定病院の経緯（2019 年 8 月時点）

	病院名	初回認定日
1	医療法人鉄蕉会　亀田メディカルセンター	2009 年 8 月 8 日
2	NTT 東日本関東病院	2011 年 3 月 12 日
3	医療法人社団愛優会介護老人保健施設　老健リハビリよこはま	2012 年 3 月 29 日
4	聖路加国際病院	2012 年 7 月 14 日
5	湘南鎌倉総合病院	2012 年 10 月 27 日
6	社会福祉法人聖隷福祉事業団　聖隷浜松病院	2012 年 11 月 17 日
7	社会医療法人財団慈泉会　相澤病院	2013 年 2 月 16 日
8	メディポリスがん粒子線治療研究センター	2013 年 9 月 13 日
9	社会福祉法人恩賜財団済生会　熊本病院	2013 年 11 月 23 日
10	葉山ハートセンター	2014 年 3 月 6 日
11	東京ミッドタウンクリニック	2015 年 1 月 31 日
12	埼玉医科大学国際医療センター	2015 年 2 月 7 日
13	日本赤十字社　足利赤十字病院	2015 年 2 月 7 日
14	順天堂大学医学部附属順天堂医院	2015 年 12 月 12 日
15	国際医療福祉大学三田病院	2015 年 12 月 19 日
16	医療法人徳洲会　札幌東徳洲会病院	2015 年 12 月 19 日
17	医療法人沖縄徳洲会　南部徳洲会病院	2015 年 12 月 19 日
18	倉敷中央病院	2016 年 3 月 12 日
19	湘南藤沢徳洲会病院	2016 年 8 月 27 日
20	社会福祉法人　三井記念病院	2016 年 11 月 20 日
21	医療法人　マックシール巽病院	2016 年 12 月 16 日
22	石巻赤十字病院	2017 年 1 月 28 日
23	医療法人沖縄徳洲会　中部徳洲会病院	2017 年 2 月 25 日
24	医療法人社団協友会　彩の国東大宮メディカルセンター	2017 年 7 月 29 日
25	日本赤十字社　名古屋第二赤十字病院	2018 年 3 月 3 日
26	藤田医科大学病院	2018 年 8 月 4 日
27	医療法人徳洲会　岸和田徳洲会病院	2018 年 12 月 15 日
28	医療法人徳洲会　福岡徳洲会病院	2018 年 12 月 22 日
29	名古屋大学医学部附属病院	2019 年 2 月 23 日

期待膨らむ「日本国際病院」——50 病院が認定

こうした国際状況下で、日本式医療ツーリズムとして注目されているのが、一般社団法人メディカル・エクセレンス・ジャパン（MEJ、近藤達也理事長）が推進している「ジャパンインターナショナルホスピタルズ」である。外国人患者の受け入れに意欲と能力のある国内医療機関を「日本国際病院〈通称〉」として海外に発信するため、2016 年 7 月 4 日から同病院の公募を始めた。対象となる病院は、原則、年間 10 人以上の渡航受診者の受け入れ実績がある病院。高度医療を専門に提供するなどの理由で、受け入れ実績が年間 10 人に満たない場合は、評価委員会が調査員の調査報告（書面、訪問）を踏まえて個別に評価し、推奨可否（推奨、保留）を総合的に判定する。推奨と判定された病院は「日本国際病院」リストに掲載し、海外に情報を発信する。推奨期間は 3 年間。

海外にいる渡航受診者は、日本国際病院の中から病状に応じて最適な医療サービスを提供する病院を選び、渡航受診に必要なサービスを提供する医療渡航支援企業（JTB などの旅行会社）を通じて来日前に受診予約を行い、通訳が付き添って通院し、安心して受診できるようにする。情報発信から治療にいたるまでを一貫してサービスするという新事業だ。インバウンドの推進役としての機能を持ち、期待感は大きい。2019 年 10 月現在、50 病院が認定された。北斗病院（北海道）、国立がん研究センター中央病院（東京）、聖路加国際病院（同）、大阪大学医学部附属病院（大阪）など、国際派の病院が占めている（図 1-1）。

2019 年 6 月まで理事長を務めた山本修三名誉理事長は「この 1 年間で、認証病院は 10 以上も増えた。インバウンドとアウトバウンドが両輪となって、今後も全国各地で増えるだろう」と語る。

海外の医療拠点は 20 ヵ国で

アウトバウンドについて政府は、2015 年 6 月に改訂した日本再興戦略で、成長が見込まれる医療機器など医療関連企業・産業を海外に送り込み、日本式医療拠点を 10 ヵ所程度設けて日本企業の市場を現在の 3 倍に当たる

図 1-1 JAPAN International Hospitals（JIH）・AMTAC 推奨事業
（2019 年 10 月時点）

渡航受診者の受入れに関し意欲と能力のある国内医療機関を「Japan International Hospitals（JIH）」として 51 病院を推奨し、海外にわかりやすい形で発信

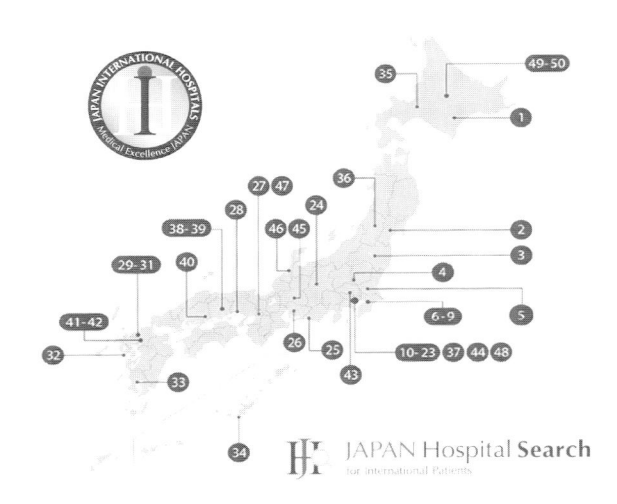

① 北斗病院
② 仙台厚生病院
③ 総合南東北病院
④ 足利赤十字病院
⑤ 筑波大学附属病院
⑥ 千葉大学医学部附属病院
⑦ 亀田メディカルセンター
⑧ 国立がん研究センター東病院
⑨ 日本医科大学千葉北総病院
⑩ 国立国際医療研究センター病院
⑪ 国際医療福祉大学三田病院
⑫ 順天堂大学医学部附属順天堂医院
⑬ 慶應義塾大学病院
⑭ 国立がん研究センター中央病院
⑮ NTT 東日本関東病院
⑯ 榊原記念病院
⑰ 山王病院
⑱ 聖路加国際病院
⑲ 国立成育医療研究センター病院
⑳ 東京大学医学部附属病院
㉑ 東京都済生会中央病院
㉒ 東京高輪病院
㉓ 虎の門病院
㉔ 相澤病院
㉕ 総合病院 聖隷浜松病院
㉖ 藤田医科大学病院
㉗ 大阪大学医学部附属病院
㉘ 兵庫県立粒子線医療センター
㉙ 福岡記念病院
㉚ 福岡山王病院
㉛ 福岡県済生会福岡総合病院
㉜ 長崎大学病院
㉝ 米盛病院
㉞ 南部徳洲会病院
㉟ 北海道大野記念病院
㊱ 山形大学医学部附属病院
㊲ AOI 国際病院
㊳ 津山中央病院
㊴ 岡山旭東病院
㊵ 福山医療センター
㊶ 古賀病院 21
㊷ 新古賀病院
㊸ 埼玉医科大学国際医療センター
㊹ 済生会横浜市東部病院
㊺ 木沢記念病院
㊻ 金沢医科大学病院
㊼ 吹田徳洲会病院
㊽ 東邦大学医療センター大森病院
㊾ 吉田病院
㊿ 旭川医科大学病院

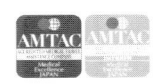 認証医療渡航支援企業（AMTAC）を 3 企業認証

1 兆 5,000 億円に広げる目標を掲げた。モスクワでがん治療設備を持つ医療センターや循環器病画像診断トレーニングセンターが作られたほか、最新装置を操作できる人材育成に乗り出した。2020 年までにがんセンター設立や医師派遣、遠隔画像診断のシステム導入など、約 20 ヵ国に 30 を超える事業を始動させる方針。それを担うのが MEJ というわけだ。

　MEJ は経済産業省主導の官民による組織で、2011 年 10 月に発足した。会員数は 52 社。銀行や商社、病院、医療機器メーカーなどが参加している（図 1-2）。2016 年 8 月 6 日、第 1 回医療国際展開協力フォーラムを都内で開催した。山本修三理事長（当時）は国際医療協力を通じて、インバウンドとアウトバウンドを推進し、国際貢献したいとの考えを示した。

　インバウンドは外国人患者が対象のため、日本国内の保険は適用されず、自由診療となる。治療費は診療報酬（1 点 10 円）の 2 倍から 3 倍を取っている。聖路加国際病院では外来患者の 4% が外国人患者で医療収入は年間約 10 億円強に上り、外国人患者を 10% まで引き上げるために、病院は医療通訳やロシア、中国人の職員を配置し、医療スタッフの充実、きめ細かな医療サービスの提供に力を注いでいる。

　わが国の医療ツーリズムは民主党政権が医療分野での国際協力を強化するため、2010 年 1 月に内閣官房に「医療イノベーション推進室」を設置し、国家戦略として取り組む方針を打ち出し、走り出した。その後、安倍内閣はアベノミクス・新旧「三本の矢」でそれをさらに加速、強化し、今日に至っている。国内では反対する勢力もあり、外国に比べて遅れをとったが、医療ツーリズムは国際的な競争の激化とともに、国家成長戦略の目玉商品となり、国際協力、貢献の色彩を濃くしている。

　日本では 2020 年に東京オリンピック・パラリンピックが開催され、外国人がどっとやってくる。観光庁では「観光立国実現に向けたアクション・プログラム 2015」に基づき、外国人旅行者の安心・安全を確保するための受け入れ体制に取り組み、外国人旅行者が日本滞在中に不慮のケガ・病気になった際の対応として受け入れ可能な医療機関のリスト（約 320 の医療機関）、利用ガイドの作成、海外旅行保険の加入促進、自治体向け「安心・安全対応相談窓口」の設置などを進めている。

　観光庁の調査（2013 年）では、外国人旅行者の約 4% が滞在中に予期せ

図 1-2 アウトバウンド事業：経済産業省調査実証事業により設置された医療
拠点およびトレーニングセンター（2019年9月時点）

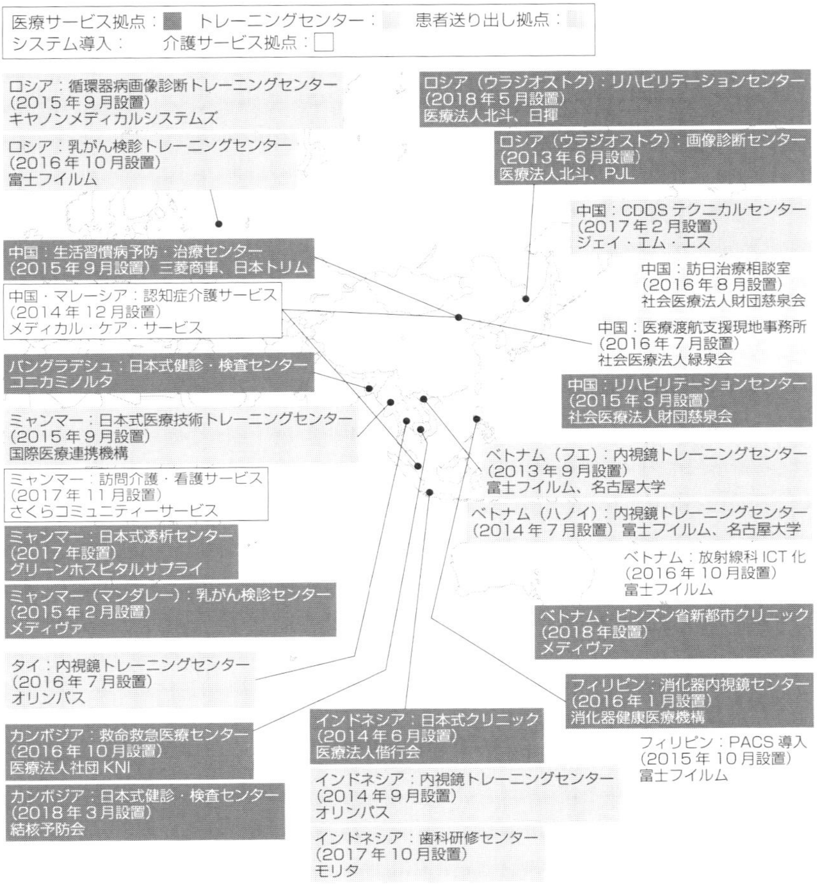

医療サービス拠点：■ トレーニングセンター： 患者送り出し拠点：
システム導入： 介護サービス拠点：□

ロシア：循環器病画像診断トレーニングセンター
(2015年9月設置)
キヤノンメディカルシステムズ

ロシア：乳がん検診トレーニングセンター
(2016年10月設置)
富士フイルム

ロシア（ウラジオストク）：リハビリテーションセンター
(2018年5月設置)
医療法人北斗、日揮

ロシア（ウラジオストク）：画像診断センター
(2013年6月設置)
医療法人北斗、PJL

中国：CDDSテクニカルセンター
(2017年2月設置)
ジェイ・エム・エス

中国：訪日治療相談室
(2016年8月設置)
社会医療法人財団慈泉会

中国：医療渡航支援現地事務所
(2016年7月設置)
社会医療法人緑泉会

中国：生活習慣病予防・治療センター
(2015年9月設置) 三菱商事、日本トリム

中国・マレーシア：認知症介護サービス
(2014年12月設置)
メディカル・ケア・サービス

バングラデシュ：日本式健診・検査センター
コニカミノルタ

ミャンマー：日本式医療技術トレーニングセンター
(2015年9月設置)
国際医療連携機構

ミャンマー：訪問介護・看護サービス
(2017年11月設置)
さくらコミュニティーサービス

ミャンマー：日本式透析センター
(2017年設置)
グリーンホスピタルサプライ

ミャンマー（マンダレー）：乳がん検診センター
(2015年2月設置)
メディヴァ

中国：リハビリテーションセンター
(2015年3月設置)
社会医療法人財団慈泉会

ベトナム（フエ）：内視鏡トレーニングセンター
(2013年9月設置)
富士フイルム、名古屋大学

ベトナム（ハノイ）：内視鏡トレーニングセンター
(2014年7月設置) 富士フイルム、名古屋大学

ベトナム：放射線科ICT化
(2016年10月設置)
富士フイルム

ベトナム：ビンズン省新都市クリニック
(2018年設置)
メディヴァ

タイ：内視鏡トレーニングセンター
(2016年7月設置)
オリンパス

カンボジア：救命救急医療センター
(2016年10月設置)
医療法人社団KNI

カンボジア：日本式健診・検査センター
(2018年3月設置)
結核予防会

インドネシア：日本式クリニック
(2014年6月設置)
医療法人偕行会

インドネシア：内視鏡トレーニングセンター
(2014年9月設置)
オリンパス

インドネシア：歯科研修センター
(2017年10月設置)
モリタ

フィリピン：消化器内視鏡センター
(2016年1月設置)
消化器健康医療機構

フィリピン：PACS導入
(2015年10月設置)
富士フイルム

ぬケガ・病気になっており、そのうち、41％が医療機関に行く必要性を感じている。訪日客2,000万人の場合、約32万人に医療が必要ということになり、4,000万人だとその倍の約64万人になる計算だ。この数字には医療や健診を求めて訪日する外国人患者、医療ツーリズムは入っていないため、救急医療や受け入れ病院の整備がこれからの課題となっている。

アジア健康構想スタート

　訪日観光客の増加は日本式医療ツーリズムを活性化させ、推進させるに違いない。縦割り行政だった省庁と自治体、民間がスクラムを組み、重層的な対応策の構築が急務となっている。それには思い切った意識改革と外国人患者への医療サービスのイノベーションが必要だ。まず、医療サービスを皆保険制度内に位置づけ、例えば、診療報酬で支援加算するとか、首都圏や関西圏の国家戦略特区で外国人医師の雇用促進を図り、オリンピック期間に限定した都立病院の一部を外国人患者用に開放するなど、規制緩和が必要である。

　これとは別に政府は国際・アジア健康構想協議会を発足させ、対外発信を強化し、「日本的介護」の整理（予防、リハビリ、認知症等）、人材還流・教育の整理（技能実習生制度の成立）に乗り出した。自民党は介護事業者等の海外進出に対して積極的に支援するため、党内に「国際保健医療戦略特命委員会」（委員長・武見敬三参議院議員）を設け、「予防・健康管理」と「自立支援」に軸足を置いた新しい医療・介護システムの構築を2020年までに目指す。東京オリンピック・パラリンピックへの期待と共に新しい国際交流・貢献が動き出す。

沖縄と成田に国際医療交流拠点

　日本の医療ツーリズムは質的変革期を迎えている。民間主導から官民学へ、自治体をも巻き込み、ダイナミックなイノベーションを見せている。その代表として注目されているのが沖縄県と千葉県成田市だ。

　沖縄県は2011年6月に「万国医療津梁協議会」を設立、医療を通じて

国際的な視野に立ち、世界（万国）のかけ橋（津梁）になることを目指して海外からの観光客、患者を受け入れている。健診からリハビリテーション、最先端医療、人材育成と多岐にわたる。2015 年には、政府が首都圏、関西圏などと一緒に沖縄県を国家戦略特区に指定したことから、医療拠点作りは一挙に盛り上がり、韓国の済州島と競っている。

　成田市は世界トップクラスの国際医療拠点を設けるため、2017 年 4 月に特区として国際医療福祉大学の医学部が新設された。1 学年の定員 140 人のうち、留学生は 20 人。英語教育を重視し、臨床実習期間は 90 週と世界トップクラスで、国際的な人材育成を目指す。高木邦格理事長自ら留学生を面接し、国内外から教員を採用した。2020 年 4 月には成田空港の近くに国際医療拠点にふさわしい成田病院を建設し、最新機器、スタッフを配置し医療ツーリズムの拠点とする。新病院長には宮崎勝・前三田病院長が就任する予定だ。

参考文献
1　水巻中正『医療ツーリズム〜大震災でどうなる日本式成長モデル〜』医薬ジャーナル社（2011 年 8 月）
2　水巻中正「訪日客 2400 万人、医療ツーリズムの追い風」共済新報、2017 年 2 月号
3　水巻中正「日本式医療ツーリズムの行方」九経連月報、2018 年 5 月号

第 2 章　社会の変動と共に変貌する医療ツーリズム

──「高度先進技術」に加えて「暖かみ」「ワクワク感」があれば人は来る

サクラグローバルホールディング株式会社代表取締役会長　　松本謙一

はじめに

　私は、小学校低学年時に終戦を迎えた頃から、それとなく海外に興味を抱き、以来、83 歳になる今日も月平均 2 回は海外に足を運ぶのも、人類共通の課題たる「医療」が激動する世界の政治・経済・社会などあらゆる局面の変化に対応しているかは、身を持って体感しなければわからないという信念からである。さらには「医療ツーリズム」ともなれば、「技術」という物理化学的な側面からのみならず、メンタルな側面も大切になってくる。オランダに端を発して昨今は日本でも話題になっている「Positive Health」とか、「ACP ＝ Advanced Care Planning」などの意味合いも垣間見えてくる。「医療ツーリズム」も単に「先進的技術」のみなら発展途上国とてすぐに追いついてくるであろうが、そこに日本独特の「暖かみ」「ワクワク感」があれば、人は来るであろう（私の半生は、『経営者は遊び心を持て』（村上毅、日刊工業新聞社）なる書籍に目を通して頂ければ幸いである）。

高度先進医療技術

　ところで「高度先進医療」と一口に言うが、最近の「高速ネット通信」一つをとってみても、あっという間に「5 G」の世界に突入すると共に、医療の世界でも「オンライン在宅医療」「遠隔診断・治療」など、まさに国境・大陸の壁を乗り越えた「医療のグローバル化時代」に我々もチャレンジしていく「時」が来たと思う。

　「イノベイティブな製品開発」といえば「AIを活用した産業振興」「再生医療・細胞医療の産業化」等々、関連キーワードを列挙しただけでも、今後のヘルスケア分野には「夢」がある。その反面、当然のことながら、そこには新たに生じる「コンプライアンス・規制」といった課題もクリアしなければならないし、社会保障費や国民医療費といった国家財政にも影響する問題も出てこよう。しかし我々には「未来」を考える義務もある。

医機連会長という立場

　今、私は医機連（一般社団法人日本医療機器産業連合会）会長という立場にある。この組織は35年の歴史を持ち、21団体4千数百社（大・中・小）の企業から成る。その立場上、国内関係省庁とも絶えず「内外の開発・規制」等の課題について話し合い、欧米・中国・アジア・中東諸国の官民とも協調の機会を欠かせない。2019年8月末には横浜市で「TICAD（アフリカ開発会議）」が開催された。

あらためて二つのキーワード

　ところでこれまでの知識と経験をもとに、先進国、新興国の如何を問わず足を運んでいると、あらためて二つのキーワードが浮かんでくる。即ち①「持続的成長（sustainable growth）」、そして②「多様化（diversification）」を感じ、かつ、それらへの対応なくして現代国際展開への挑戦は考えられない。
　図らずも、偉人チャールズ・ダーウィンは、
　・もっとも強い者が生き残った訳ではない。
　・もっとも賢い者が生き残った訳ではない。
　・もっとも変化に対応できる者が生き残ったのである。
と喝破していることを想起する。

医療ツーリズムの従来的意義を変貌させる諸要因例

(1)　先進国、新興国の如何を問わず、人口構造の変化がもたらす疾病構造の変化が加速されている。例えば、何れの国でももちろんいまだ「がん・心疾患・脳疾患」の 3 大死因は変わらぬにせよ、「少子高齢化」のあおりを受けて「介護（care）」対応は喫緊の課題となっている。この現象は日本でも期せずして起こっている。

(2)　一方、新興国でも生活水準の向上がもたらす成人病——慢性疾患への配慮が求められ、必ずしも高価な「超」高度先進医療は一般的には必要とされていない。

(3)　さらにイラン、ベトナム他の発展途上国では、車の増加に対する交通インフラの整備が追いつかず、交通事故対策も迫られている。

(4)　その他、各国各地で感じられる諸要因は枚挙にいとまがないが、特にこれらを後押しする具体的な要因として一、二の事例を挙げてみることとする。

　　ASEAN 諸国の中でも経済水準に医療水準が比例して上がってきているケースとして、タイ・シンガポール等における顕著な医療技術水準の向上が挙げられる。結果として、近隣のカンボジア・ラオス等からも身近に先進医療を受けられる国々として見られているし、ベトナムも受け入れ国の仲間入りを果たさんとしている。もちろん、中国・韓国等の医療水準の高さは言うまでもないが、日本までの物理的な距離の問題からしても、とりわけ中国においては、今や高齢者医療（介護医療）対策におけるハード（施設）とのアンバランスから直近的には求められる対象が異なってきているものもある。

現場目線の大切さ

何れにせよ、どこの国でも医療技術はそれなりに進歩発展している反面、財政的な課題も抱えている。現場へ行けばわかることも多い。

（例1）中国を訪ねて

　2017年7月末、北京で中国衛生部主催の下、「日中・国交正常化45周年」を記念して二つの官民会議が開かれた。一つは中国衛生部との「ハイレベル・日中官民対話と交流会」、一つは同じく中国・国家衛生計画・育成委員会との「ハイレベル・日中官民対話と交流会」。私はその双方で日本代表としてプレゼンを行ったが、印象的であったことは、もちろん、昨今のハイテク・イノベーション「IoT、ビッグデータ、AI、ロボット化」等は両国共通の目標であり、一般的には官民による規制の標準化、迅速化等が共通の話題となる。一方で中国でも年々「少子高齢化」が進み、最近では「一帯一路」と並んで「医療と養老（介護）の結合」が中国の国家としての一大施策として取り上げられていることからも、こうした傾向はよくわかる。

　さらに同年8月第1週に北京での民生部と中国社会福祉養老服務協会主催による「第6回中国・国際養老学会・展示会」にも、前年に引き続き日本代表として公式招請される栄に浴した時にも率直にも感じられた。

　中国では65歳以上の人口が1億2,000万人（全体の10.8％）と日本の総人口に匹敵する程となり、その対策に今から総力をあげないと大変なこととなる。したがって、学会・展示会を通じて三つの施策、即ち「人材（介護士等）」「服務（サービス）」「産品（用具）」への対策に注力されている。この場合の用具は決してハイテクを指すものではなく、むしろ「施設の運営管理ノウハウや人材育成」にあるとされている。また、これぞ日本・オランダ・イギリス等に学ぼうとしている由縁でもあろう。

　さらに今の中国には、「健康都市を築く」という国家的命題がある。8月に2週連続で訪れた北京の空が、かつての大気汚染による景色から一変して、鮮やかな珀碧の空になった主因は、工場新設に当たっては都心部から300km圏内は認可しないという規制ができたことにもよるといわれる。要はこれまでの都市の設計と構造が人々の健康と福祉にリスクを投げかけてきたことに由来する。その結果、中国は生活習慣病——肥満・糖尿病、心臓病、肺がん等の急増に悩むこととなった。

　しかし一方で、国家戦略として、医療産業への支援強化が明確となり、新薬、先進医療機器、先端医療技術などのイノベーション支援政策を拡

大している。また、「健康中国 2030
計画要綱」では、健康産業を「国民
政策の支柱産業」と位置付け、健康
産業市場年間規模を 2020 年の 8 兆
元から 2030 年には 16 兆元にそれぞ
れ達成する目標を掲げた。さらに
2050 年までの長期的な産業創新戦
略では「重大疾病と人口高齢化に対
応する健康技術の発展」が盛り込ま
れている。また、中国政府は医療機
器の国産化比率を高める政策を積極
化しており、各医療機関に対して国
産機器を導入するよう通達している。

図 2-1　中日友好医院で 2003 年
にお世話になった看護師
さんと再会

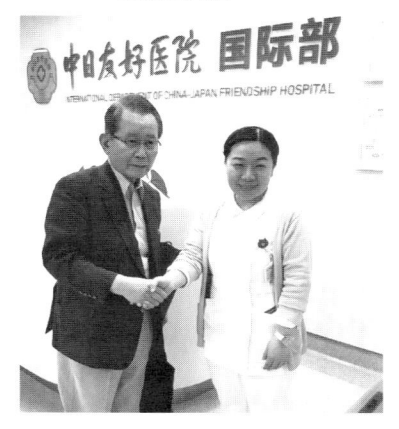

要するに、これまでの外国への依存率が低下し、自助努力が功を奏し始め
てきたといえよう。

　現に 2019 年春季には中国製の高級・画像診断装置が日本の東北・東海
地方の大病院に各 1 台、納入設置された由。

　ただ、広大な国土ゆえ、臨床分野のみならず、基礎医学や環境感染等の
分野でも学術交流が盛んになりつつある。

　2019 年春に SARS（重症急性呼吸器症候群）指定の中日友好医院を訪問。
SARS 大流行の 2003 年の中国・北京で私が腸閉塞で入院した際、昼夜問
わず看病してくれた 2 名の看護師の 1 人に感激の再会を果たした（図 2-1）。

（例 2）カンボジアを訪ねて

　2017 年 3 月末、プノンペンの医療機関、とりわけ「Sunrise Japan 北原
Hospital」の見学を主目的にカンボジアを訪れた。世に名高い北原茂美先生
の病院経営哲学を目のあたりにして、その真髄を知りたかったからであるが、
例えば①開院前の医療設備・機器契約に当たり「15 年間有償保守契約」を
条件とされたことは、日本の昨今の医療費削減政策に則して「ハード更新
期間を延長する代わりにメンテナンスをキメ細かくする」方策とも期せずし
て合致する。②また、ここでは日本式・病院運営管理ノウハウが見事なま

図 2-2 カンボジア副首相会談（2017 年）

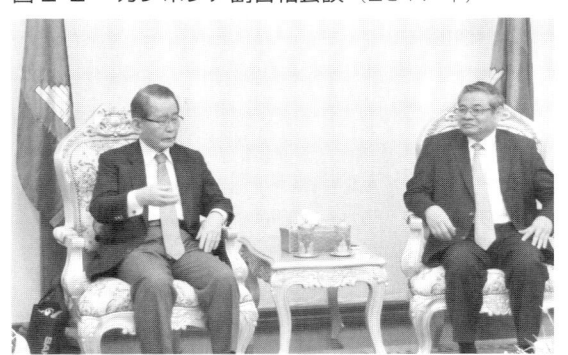

でに具現化されていたが、その一因はやはり「4 人の医師を含む 25 人の日本人スタッフを中心に運営が行われているから」にあった。カンボジアでは、日本での医師や看護師の免許がそのまま認められることも大きな要因であろう。

　一方、貧富の格差の大きいカンボジアで中間層相手の国立病院（Preah Kossamak Hospital）を訪問した折の感想はショック！　野戦病院的印象に加えハードもソフトも極めて貧弱だが、院長以下、数人の医療スタッフとの会談で「最近は、カンボジアでも余裕のある人々が先進医療を受けたい時は、高いコストを払って日本までは行かない。タイやシンガポールで十分」と語られた。加えて「日本製品は良質だが高い！　どうにかならないのか？」との問いかけに、昨今、日本でも法制化された「SUD（単回使用医療機器）」の再製造品の供給を想起した。

　カンボジアでは、到着早々同国副首相との会談をセットされ、この際も、従来式「日本的医療ツーリズムの変化」の必要性を説かれた（図 2-2）。

（例 3）ミャンマーを訪ねて
　2017 年 7 月初旬、ミャンマー人の自社社員を伴い、ミャンマーの国立・私立病院を数ヵ所訪問し、ある程度実態を知ることができた。Central Women's Hospital（図 2-3）、Yangon Children Hospital、New Yangon General Hospital の他に、JETRO ヤンゴン事務所等を訪ねた。詳述は避けるが、上記 3 ヵ所の公立病院の病院長が 3 人とも女医さんであったことは印象的

図 2-3　ミャンマーのウイメンズホスピタル

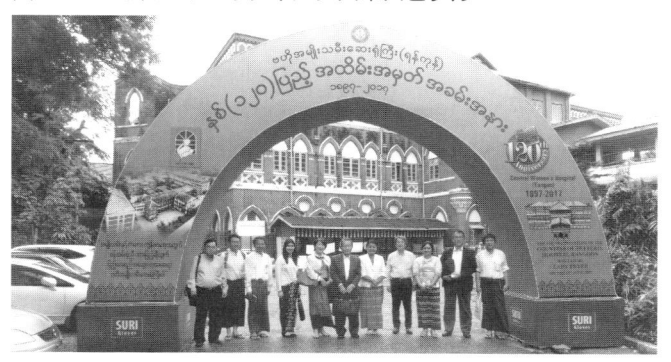

であった。また、ミャンマーには「GS1 ミャンマー」がないこともあろうが、機材・薬品管理にバーコードの利用は皆無であった。一方、町中の薬局では医師の処方なしでも、抗生物質でも何でも買える仕組みには驚いたが、逆に病院から医師が薬局に出向いて来て診察をしている光景にも驚かされた。まさに「医薬分業」ならぬ「医薬協業」である。ミャンマーには 220 ヵ所の病院があり、そのうちの 110 ヵ所が私立病院の由だが、その中でも最も立派な施設の一つといわれる「Sakura Hospital」を訪ねた。54 歳の男性院長（オーナー）は自信満々に「ビジネスとは、市場を知ること」と強調し、次に 2 ～ 3 ヵ所の病院の新設を考えているが、今後わざわざ外国まで高度医療を受けに行く必要のないよう「遠隔医療導入」と、医療機器については良質の日本製品のコストダウンのためには「タイの優良企業との協調」を説いておられたことも強く印象に残った。

好奇心

①ところで、一般的に「ツーリズム」の原点は「好奇心」にあると思う。それが、ひいては「現場目線・人間関係」などから、何らかの「成果」につながっていく。紙面の都合で多くは記せないが、小生自身の経験を挙げれば「キューバとの出会い」がある。

小生自身のキューバ初訪問は 1969 年（昭和 44 年）にさかのぼる。以来、医療機器の現地生産等、経済活動にもつながっていくが、中でも特筆すべ

図2-4　「キューバ革命の父」フィデル・カストロと（1978年）

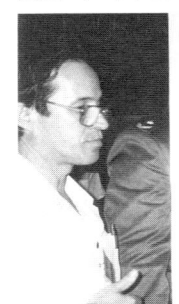
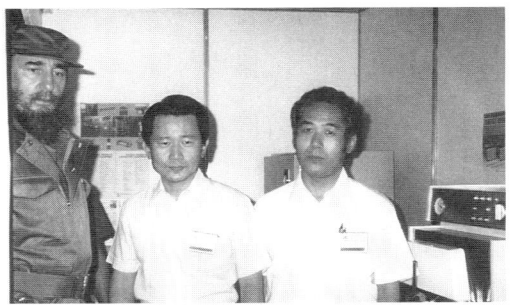

きは「キューバ革命の父」とも称される故フィデル・カストロ国家評議会議長との親交であろう（図2-4）。

　②そのフィデル・カストロ議長と初対面の折「自分は暴力的革命主義者ではない。『万民平等主義』を信奉する社会主義者である」と強調された一言は今でも脳裡に鮮明に残っている。そのカストロ議長が今から20年前、世界の「医療・教育」を考えて、ハバナに開校したのが「ラテンアメリカ医科大学」であり、現在では85ヵ国からの留学生が学んでいる。

　キューバは、今でもとても「貧しい国」。されど、人々はとても陽気。「医療と教育」も無料。そんな「カストロ・イズム」にひかれているから、昨今、日本からも「キューバに行ってみたい」という人が大勢いるのであろうか。

結びに

　以上、数十年前からここ1〜2年の間に訪れた国々の医療現場で見聞きしたままを散文的に綴ってみた。

　それらから感じとれたことは、日本の医療・介護のインバウンドとアウトバウンドの在り方について、換言すれば従来式表現での「医療ツーリズム」は、特にインバウンドにおいて根本的にその認識を変えないと、せっかくのアウトバウンドの国際展開の機会まで失っていきかねないという懸念を抱きつつ、本稿の筆を擱く。

第 3 章　湖山医療福祉グループ　中国上海進出へ　大規模介護施設運営と中国人研修生の育成に臨む

湖山医療福祉グループ代表　湖山泰成

協力　小川陽子

蓄積したノウハウで挑戦

　日本の高齢化率は 2035 年時点で 30.6％に達し、アジア諸国の高齢化のスピードは、韓国 26.1％、シンガポール 25.5％、タイ 21.7％、中国 20.3％と各国で 20％台を超える。世界でも超高齢社会のトップに立った日本で、当グループは 18 都道県に特別養護老人ホーム、老人保健施設、グループホームなど、さまざまな施設形態を展開し、現在 32 法人、事業所 605 ヵ所、ベッド数 10,622 床、年間利用者数延べ 420 万人、職員数は 11,728 人（2019 年 4 月 1 日現在）へと成長した。

　当グループの最大のセールスポイントは、質の高い医療・介護サービスであり、介護保険制度創設以来、紆余曲折を経ながら、業界をリードするパイオニアとしての努力と挑戦を積み重ねてきた。これまで蓄積したノウハウで介護の価値に臨む次なるステージは、巨大市場の中国である。

　内閣官房の健康・医療戦略推進本部が中心となって、日本の介護システムのアジア地域への輸出を目指すプロジェクト、「アジア健康構想」が平成 28 年 7 月に基本方針をまとめた。官民連携のプラットホームとなる協議会で日本式介護技術・サービスの国際標準策定やアジア地域内の官民ネットワークの構築、介護のノウハウを持つ民間事業者への支援を優先する方針で、国を挙げて推進していく。その背景には、日本の将来的な国内マーケットの予測、また逼迫する介護保険財政の問題がある。日本の高齢者人口は「団塊世代」が 75 歳以上となる 2025 年には約 3,677 万人を超える

が、その数は 2042 年の約 3,935 万人をピークに減少へと転じ（国立社会保障・人口問題研究所、平成 29 年推計）、介護需要も当然減少が見込まれるものの、ピーク時には約 38 万人の介護職員が不足する見通しだ。

　高齢者市場規模は、日本が 150 兆円、中国 292 兆円をはじめ、韓国、インドネシアなど、合わせて 500 兆円にも達するとみられている（内閣官房健康・医療戦略室）。制度面で未整備であるアジア諸国ではあるが、一方で日本国内よりもはるかに自由度の高いビジネス展開が可能な中で、中国で、日本の特徴である「一人ひとりの想いに寄り添う自立支援型の介護」から、「重度の要介護」まで、心身の状態に応じた介護サービスを事業化する。文化の違いはあるが、これを成功モデルへと導くのが、施設経営ではなく人材教育事業を目指してきた当グループのミッションだと捉え、上海進出への挑戦に至った。

東京・銀座の中小病院

　湖山医療福祉グループの原点は、1972 年に開設された、東京・銀座の一角にあった「銀座菊地病院（77 床）」、銀座唯一の救急告示病院だった。地価の高い銀座で、全国一律 1 点 10 円の診療報酬で小規模病院を運営するのは、至難の業。多くの中小病院はオーナーが医院長を兼務し、普通の医者の 3 倍働き、やっと成り立つようなビジネスモデルのため、当時、東京の中小病院は疲弊し潰れていった。同院も徐々に経営が悪化し、1984 年に副院長の父が再建を任され引き継いだが、長年診療一筋の医師が経営者になれば、また同じことを招く可能性があるため、父親は内科医として診療に専念し、当時 27 歳の私が勤めていた銀行を辞め、経営面を担当することになった。

　承継後、経営の合理化を図るが、それでも小規模病院が救急医療を担うのは難しく、その当時、米国で出始めていたクリニックモデルに関心を向けた。病床を持たずに日帰り手術や内視鏡検査などを実践する運営に倣い、同院も救急医療をやめ病床も廃止し、周辺の大病院の連携窓口となる健康管理センターの役割を担う診療所へと、転換したのである。これが功を奏し、現在では、歌舞伎座タワー 16 階へ移転し、延べ 10 万人に人間ド

ック・健診を利用していただき、健康管理のお役に立てる都内屈指のクリニックになったと自負している。同クリニックでは、医療ツーリズムを希望される方も年々増加。この10年間で中国人観光客は5倍以上に増加し、日本の観光業界を支える柱の一つとなり、銀座の街ですれ違う人々から、日本語を話す声はほとんど聴くことがなくなるほどだ。同クリニックでは銀座という好立地を活かし、中国人のさまざまなニーズに対応するようにしている。

都会育ちが魅了されたもう一つの原点、津南町

　1990年代に入り、東京では中小病院は減る一方で、日本経済は成長を続け、リゾートバブル真っ盛りを迎えていた頃、ある大企業がリゾート健康村整備を計画し、その一角で健診センターを運営してほしいとの依頼があった。しかし、まもなくバブル経済に浮かれる熱気に終止符が打たれ、日本は一気に崩壊へと転落し、もちろん健康村計画も頓挫したのだ。ただ、この時が、湖山医療福祉グループへと拡大する転機になったともいえる。

　田舎を知らない東京育ちの私には、自然の素晴らしさを認識する機会でもあった。また、東京とは違い、そこにはあまり仕事がなく、若者は高校を卒業すると都会へ出て行ってしまうことの問題を抱えていた。そこで、若者たちにこの地へとどまってもらう術を考え、たどりついたのが老健施設の開設だった。地域の人たちと施設をつくり、地元の若者に働いてもらうことで課題を解決できると、1994年、新潟県の苗場山のふもとに介護老人保健施設「みさと苑」（津南町）を開設した。これが銀座から地方へ展開する介護事業の原点となったのである。

　この約30年間の歩みは、高度経済成長で医療単価が高くなり、医療費抑制のために介護保険制度がつくられ、少子高齢化、現在は医療と介護ともに、とにかく抑制という時代の大きなうねりの中、変化を続け、できることをやってきた。高機能の医療から介護にかかわる総合的な経営を手掛け、全国に多角化した事業を展開するグループへと成長したのだ。

"弱い経営" こそが長期安定に

　先述した介護事業の原点である苗場での経験は、これまでの経営のベースにもなった取り組みだが、全国に多角的な展開をしてきたのは、決して積極的な経営戦略があったわけではなく、長寿医療研究センターと連携した、政策的な実験が背景にあったからだ。

　介護保険制度ができた当時は、さまざまな介護基盤を整備する時期でもあり、幅広いサービスをモデル的に取り組んでいった。最初の取り組みが、地域のまちづくり、地方創生の観点でスタートしたため、担い手のいない地の市町村の首長などから頼まれては、地元の協力を得ながら医療・介護サービスを展開するといった、つまり、"弱い経営" を進めてきたのだ。

　グループ全体では、ISO（国際標準化機構）9000 認証の取得に取り組み、業務の標準化には力を入れており、経営システムは精緻なものをつくっているが、決してマニュアル偏重のビジネスモデルではない。利益を上げるには、全国展開する医療法人や介護事業を運営する企業のように、本部機能を強化して効率性を高める方法もある。しかし、医療と介護の世界は利益追求のビジネスだけでは成り立たず、地域によってニーズが異なるため、当グループはあえて中央購買を行わず、予算制約はあるが各法人の裁量、自主性に任せている。各施設が創意工夫をすることで、新しいものが入ってきてさまざまな実験にもなり、時代遅れに陥るのも防げる。さらに、それが職員のやりがいと責任感につながることが何より大切なのだ。ただし、グループ内の情報は共有し、備品の購買価格など、経理内容の監査は法人相互で実施する。

　このように、傘下の 31 法人が独自に運営方針を決め、多様性を許容し緩やかに連携するという、この "弱い経営" こそが、長期安定につながっている（図 3-1）。

膨大な介護需要が生じる中国からの要請

　中国での事業展開についてはこれまでにも多くの誘いやお話をいただいたが、すべて断ってきた。なぜならば、中国ならではのビジネス形態の特

図 3-1　湖山医療福祉グループのヘルスケア・デザイン・ネットワーク

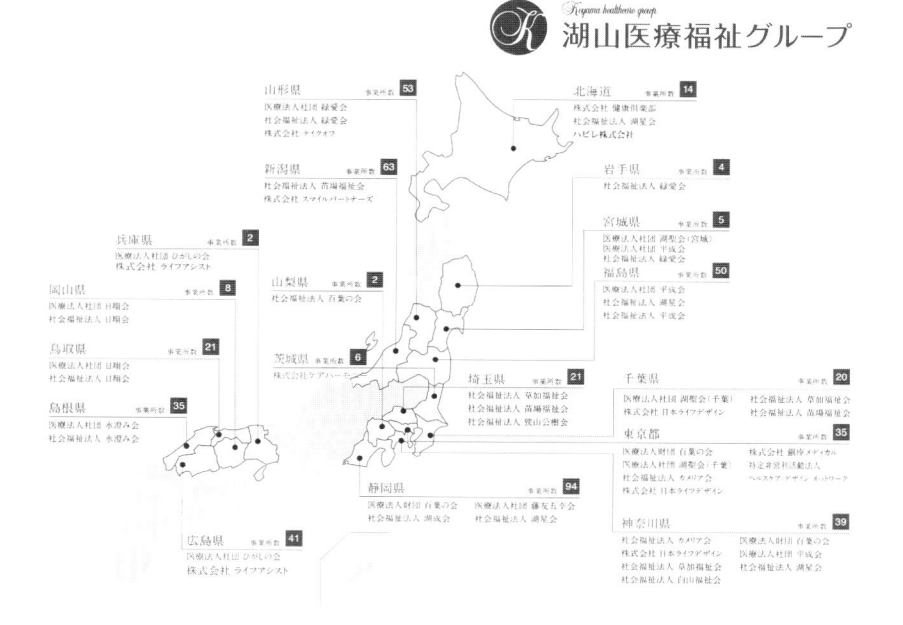

殊性に加え、我々は介護事業を展開する中で、軸となる考え方があるからだ。それは、「医療は科学だが、介護は文化である」。

　医療は薬から手術までの最新鋭の技術を追求し、世界共通の科学として通用する部分があるが、介護は、民族、言語、宗教に根ざした地域文化であり、世界共通ということはないのだ。つまり、どんなに経験豊富な介護事業者であっても、外から手を出すことは困難であり、あくまでもその国の文化を知る自国の人が主体的に担うことが、最も質の高い介護サービスを提供できるのだ。日本もひと昔前は、福祉大国と呼ばれる北欧をお手本に介護サービスを学んだが、北欧の会社が日本へ進出し、介護事業を成功させたわけではない。

　その一方で、日本も敗戦後、欧米先進国の洗礼を受けながら、技術をお手本に学ぶ中で豊かさや成長を実現してきた歴史を考えれば、介護の分野で世界最先端にある日本の技術を学びたいという中国の思いは理解できる。

1984年北京市に開院した「中日友好病院」も当時、千葉大学、順天堂大学など、日本全国の医療機関の協力を得て、医師、看護師などが専門家として交替で現地へ入り、マネジメントのノウハウやさまざまな技術を移転してきた。「中日友好病院」の多くの医療関係者が日本で研修を受けた（Japan International Cooperation Agency HP）歴史も含め、これに応えることは、「日中友好」という視点からも重要だと考えられる。

　今回のプロジェクトは、上海市の幹部から直接、「今の上海市に本当の意味での介護施設はまだ無いので、重介護にも対応している日本式の介護を教えてほしい」と要請を受けたことからだった。行政のバックアップもあり、上海の中心部という申し分ない立地で大規模開発が進捗したともいえる。

　そうした中、今回パートナーとなった大手不動産デベロッパー上海由由（集団）股份有限公司のオーナーは、「介護は文化」という我々の理念に共鳴し、将来的に自らの手で介護事業を手掛けていくことを前提にその手伝いをしてほしい、との申し出であったことから、合弁会社を設立し事業化を決断した。特に介護の拡充は国策的な意味合いがあることから、施設運営は合弁相手に任せることにした。中国は今やISO大国であり、オペレーションは安心して任せられ、中国における事業拡大も合弁相手の戦略で進める。

介護事業が成立する要件

　上海は、面積 6,340㎢（東京都面積 2,191㎢）上海市戸籍人口 1,443万人（東京都 1,350万人）、上海市総定住者 2,415万人、高齢者率 60歳以上が 436万人で総人口の 30.2%、65歳以上が 283万人で総人口の 19.6%、平均寿命 82.75歳（男性 80.47歳、女性 85.09歳）である（出典：上海市老齢科学研究センター／上海市民政科学研究センター、2016年3月30日時点）。

　介護事業が成立する要件は、所得水準が一定以上に達し核家族化していることだが、急速な経済発展の結果、上海をはじめとする中国の大都市ではこの条件が整い、富裕層を中心に介護サービスのニーズが高まっている。それどころか、すでに介護従事者が圧倒的に不足しているという現状があ

るのだ。

　60 歳以上を高齢者と定義し、急速に高齢化が進む中国においては、60 歳以上の高齢人口は 2 億 2,000 万人と、日本の総人口の 2 倍に迫る勢いで増加している一方で、1979（昭和 54）年に始まった一人っ子政策から、肉親から大切に扱われ、「小皇帝」「小皇后」と呼ばれる子どもたちが登場している。両親と 4 人の祖父母からの資金、お小遣いなど、愛情を一身に集める「六つのポケット」という言葉もあるが、これを続けるのは難しいことだろう。この先事態は一変し、1 人の子どもが 4 人の祖父母と両親、合わせて 6 人の老後の面倒をみなければならないことになる。中国には家族介護の伝統があるが、中国当局は高齢化の進展に危機感を持ち、社会の安定化を図るためにも、介護サービスを根づかせたいと考えており、民間企業の参入を積極的に後押ししている。

介護保険制度が始まる直前の日本によく似ている

　養老（介護）事業の普及と展開が国家的急務とされている中、中国政府は介護サービスの仕組みを構築し、インフラを整えようとしているが、その際、参考としているのが日本の制度やサービスだ。事業を進める中で見えてきたのは、日本のものなら何でも飛びつくという軽佻な感覚ではなく、日本のサービス、用品、機器に対する信頼が想像以上のものであること、さらに、世界中の医療や介護の情報を収集し比較分析したうえで、的確に評価していることが窺えたのは、医療分野では、日本の整形や生活習慣病対策、リハビリ、健診に特に注目している点だ。

　今のところ、日本は介護分野で中国に 20 ～ 30 年先行しているが、中国はこの先 5 ～ 10 年でキャッチアップするとみている。介護に多くの公的制約がある日本に比べ、中国ははるかに自由な市場であり、スピード感もある。当グループは、民間事業者として培ってきたノウハウ、技術を惜しみなく提供し、具体的な提案を行い、日本をはじめ世界の最先端の制度や技術をイノベイティブに取り込み、中国における先駆的な介護事業を試みる。

図 3-2　櫻花家園養老院（仮称）のエントランス・イメージ

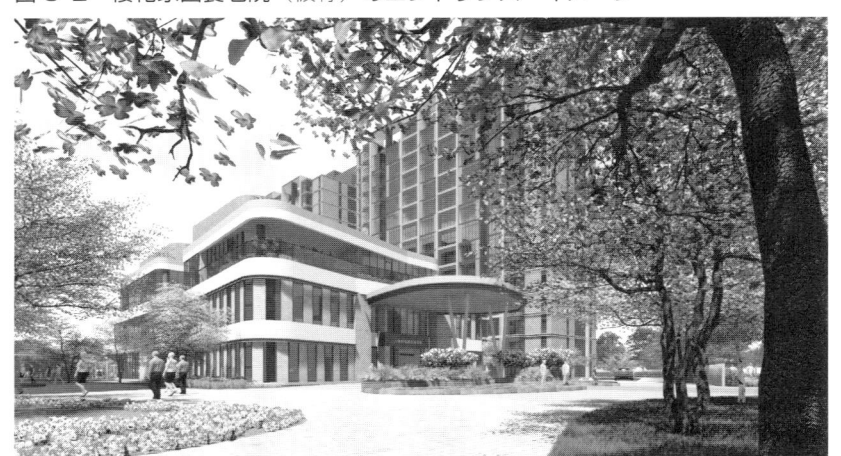

大型介護施設開設プロジェクト　5 年間で 3,000 床規模へ

　2015 年 10 月に中国の大手不動産デベロッパーである上海由由（集団）股份有限公司と合弁会社「上海由由湖山養老投資管理有限公司」を資本金 1 億人民元（出資比率は、グループ内の銀座養老医療中国（株）：上海由由＝ 20：80）で設立した。

　資本金は約 20 億円で、日本側は株式会社銀座メディカルの子会社が 20％、約 4 億円を出資。合弁会社の第 1 号プロジェクトとして、上海市中心部の浦東新区に大型 CCRC 型介護施設（Continuing Care Retirement Community）である「（仮称）櫻花家園養老院」（敷地 20,000 ㎡、延床面積 48,000 ㎡、居室 600 床の計画）の開業を目指す。施設の総工費（初期投資）と土地の調達資金合計は約 160 億円を見込んでいる。

　立地は上海市浦東新区の中心地で、由由集団が開発したマンションや商業施設、大型ホテル、浦東空港からのリニアモーターカー発着駅が軒を連ねているエリアで、2018 年に発表された浦東新区の再開発計画では商業地域となっている。ここで暮らしてきた人々などの高齢化に対応し、健常者棟に 256 部屋、半介護等 132 部屋、介護棟 216 床と、入居後は自立から

重度の要介護まで、心身の状態に応じた介護サービスを提供し、第 1 期の 600 床から 5 年間で 1,800 床以上の規模となる巨大プロジェクトである（図 3-2）。

　上海では 2018 年から上海市長期介護保険制度を市内全域において実施したが、予算規模も小さく中国全土において日本のような介護保険制度があるわけではないので、安定的な収益が見込めるわけではないことから、ビジネスモデルとして成功に導くには、大規模な事業にすることで効率化を図る必要がある。

　日本の都市部では実現が難しいこの規模のメリットを生かし、効率だけでなく、サービスの質も追求し、食事や娯楽の内容を多様化させることが可能になるため、利用者も多くの選択肢の中から選ぶことができるのだ。また、広々とした建物や庭など、ハード面も充実させ、上海における要介護者向け施設としての、一つのモデルを確立したいと考えている。

介護施設は日本製品の展示場

　このプロジェクトには、介護人材や技術というソフトだけにとどまらず、高齢者住宅や介護製品などハードの輸出にも貢献する事業である。各種機器は言うにおよばず、浴室、エレベーター、自動車に至るまで日本製を用いる。施設設計も日本側で行い、広い庭に日本を象徴する桜の樹を多く植えることにした。合弁相手の総裁も「ハードもソフトも日式であることを大々的に宣伝したい」との意向だ。

　経済産業省の「平成 28 年度及び平成 29 年度医療技術・サービス拠点化促進事業」の中でも、当グループが上海への介護事業、介護関連ビジネスの展開について、上海介護拠点化プロジェクトとして調査を実施した。具体的には、介護分野の人材育成、介護施設の設計・管理・運用、福祉用具機器等など、日式介護サービスを提供するための要件把握を目的とした調査に取り組んだ。この調査結果は、翌年の 2017 年 2 月、第 1 回チームケア学会創立記念全国大会（学会長：明治大学教授・小笠原泰）において報告をした。さらに平成 29（2017）年度の同事業においては、上海において日式介護のショールームを開設した。

第1期の600床から、5年間で1,800床以上の規模まで段階的に建設を行う巨大プロジェクトであるため、毎年の開業のたびに新たな機器を導入し最新製品の展示場との位置づけも担うよう、国内各メーカーともアライアンスを組んで臨む。当グループが先兵となり、メーカーの市場拡大をサポートすることで、製品コストが下がれば、国内市場でもより利用しやすい価格を実現でき、事業者への恩恵も期待されるところであり、これからの日本経済の成長戦略の一翼を担う起爆剤になれればと思いを強くしている。

「こやまケア」の理念を活かし、日本国内で人材育成

2016年11月18日、参議院本会議において、衆議院で一部修正された「外国人の技能実習の適正な実施及び技能実習生の保護に関する法律案」（外国人技能実習法案）が可決、成立した。翌日の新聞記事は、ほぼ、「不足する介護職員の担い手として、外国人への期待が大きい」という見出しや内容だ。法案成立直後、当グループも早速取材を受けたが、現実に中山間部の施設では人材の確保に悩んでいるため、まったく無関係とはいえないだろう。しかしながら、当グループにおける中国人材の受け入れは、あくまで上海に開設する介護施設で働く職員の養成であり、国内の人材不足をカバーすることが主な目的ではなく、先進的な日本の介護を中国に伝える契機にしたい。上海には日本企業への就職を目指す若者が多く、日本語に堪能な人材が豊富なうえ、由由集団は中国の大手デベロッパーでブランド力があり給与水準は申し分ない。来日には監理団体を介さず、「企業単独型」として現地で採用した中国人材を正社員として受け入れるため、監理団体に支払う経費を抑えられ、その分を実習生の給与に当てることができる。日本人の新卒職員と変わらない給与水準を適用し、中国の新卒社会人の平均月収8万円よりは相当高額となる。3年間当グループで働けるとなると、高待遇での就労に魅力を感じる中国人は多いのではないだろうか。

技能実習生制度に先立ち、2017年12月には上海から6人のリーダー候補生が来日し、当グループの国内施設で2ヵ月間の研修を実施した。6人のうち5人は看護師の資格を持ち、日常会話程度の日本語と英会話が身に

ついている。はじめの１ヵ月間は座学で研修し、残り１ヵ月間は特別養護老人ホームで実習をした。滞在期間中には年越しをする機会でもあったので、日本のお正月を体験してもらおうと、１月２日の「銀座松屋」の初売り行列に湖山自ら並び、研修生全員へ福袋のサプライズ、「東急プラザ銀座『下鴨茶寮』」のおせち料理で、日本の食文化を楽しんでもらった。現在、６人の研修生は上海に戻り、現地で技能実習生の採用や、介護マニュアル作成、施設開設の準備に当たっている。2019 年３月には湖山医療福祉グループ初の企業単独型技能実習生（９名）を受け入れ、東京都、神奈川、静岡県内の施設の施設で実習を行っている。

ゆくゆくは日本人と中国人との同期会を

　実習生は、上海で介護事業をはじめるという夢や志があるからこそ、意欲が高まる。当グループにおける、通常の育成プログラムの場合、初年度に入職式や中間研修、２年目にインストラクター研修、３年目に実務者研修養成講座を実施、４年目に介護福祉士の資格を取得し、以降は人事やマネジメントについて学び、ユニットリーダー、さらに施設長をめざすというキャリアパス。中国人職員にも同様のプログラムで研修を行う前提で、湖山医療福祉グループの一員として迎え入れる方針だ。３年から５年ほどグループの施設に勤務して、教育・研修を積む中で、中国ではまだ浸透していない認知症高齢者のケア、褥瘡を防ぐための体位変換などの技術に止まらず個別ケアの実践を学んでもらうのだが、しっかりと身に着けられるよう指導したい。

　そして、帰国後、現地で介護サービスを行う際には、日本で学んだ技術を、現地の文化風習、国民性に合わせてローカライズしてもよいと考えている。日中両国は一衣帯水の間にあるというが、日本とは異なる生活習慣でいえば、中国は浴槽に浸かる文化はないため、バスルームはシャワーだけというケースが珍しくないように、入浴介助の方法や、食事、遊び方の違いからイベントのやり方も違う。したがって、当グループのマニュアルや、日本国内の許認可の仕組みに適合した経営システムをそのまま持ち込んだとしても、中国では意味をなさない。当グループで研修をした人たち

が、ISO のシステムに基づいて、現地のマニュアルを自分たちでつくっていくことになるだろう。

　「こやまケア」という、これまで施設運営で培った理念や考え方はしっかり継承してほしいが、日本の価値観を押し付けるつもりはなく、中国人スタッフが当グループの一員としてイキイキと働ける環境を用意することが重要だ。この人材交流の仕組みを確かなものとし、ゆくゆくは日本人と中国人が同じグループで研鑽を積んだ仲間として、同期会を開くような関係性を築くようになることが理想である。

介護ツーリズム

　これから少子高齢化をむかえる国へノウハウを提供するということは、先駆けた国の責任、使命である。国同士が仲良くなれる入口として、スポーツ、オリンピックなど交流の機会はあるが、人と人の信頼関係を育むきっかけとして、介護ほどふさわしいものはないのだ。日本で学んだ丁寧な介護を受け、中国のお年寄りがしあわせになれば、日本や日本人に対する敬意や親しみの感情が深まるだろう。

　2017 年 3 月、神奈川県藤沢市のパナソニック工場跡地の Fujisawa サスティナブル・スマートタウン（Fujisawa SST）に、当グループの特別養護老人ホーム（以降、特養）がオープンした。そこには、中国ユニットを設置し、中国人が好む赤色を取り入れるなど中国風の家具や内装に仕上げ、台湾人の職員もサービスを提供する。今後、上海の施設の利用者が、日本の銀座医院で健診を受け、特養カメリア藤沢 SST の中国ユニットに滞在するという介護ツーリズムも実現できればと考えている。そのためには、「医療滞在ビザ」同様に、「介護滞在ビザ」の創設が望まれる。

　湖山グループが最も協力できることは、まさに、教育事業である。この事業化を機に、日中にしっかりとした懸け橋をつくり、文化交流の花を咲かせたいと願っている。

第4章　リハビリテーション事業における中国進出と国際交流

社会医療法人財団慈泉会理事長・相澤病院最高経営責任者　相澤孝夫
社会医療法人財団慈泉会経営戦略部国際課課長　熊﨑博司

慈泉会の紹介

　社会医療法人財団慈泉会（以下、慈泉会）は、自然豊かな長野県松本市に所在し、救急医療から回復期リハビリ、そして在宅医療および介護までを手がけ、この地域の医療・介護の中核的な役割を担っている。松本市の人口は約24万人、松本二次医療圏の人口は約42万人である。

　慈泉会は、この松本地域の人々がその人らしく暮らし続けたいと思える社会を創るために、たとえ病気になってもまたは介護が必要になっても、その人が安心できる暮らしが確保できるよう、防ぐ医療、治す医療、癒す医療、支える医療、療養の支援、そして介護を提供するために、現在、相澤病院（460床）、相澤東病院（54床）、相澤健康センター、相澤地域在宅支援センターなど計七つの事業体および二つのサービス付き高齢向け住宅を運営している（図4-1、2）。

医療の国際化の潮流

　地域に根ざした医療および介護サービスの提供を目指す一方で、2010年頃より相澤病院を受診する、または救急搬送される外国人患者が年々増え、救急医療を担う当院にとっては外国人患者対応能力の向上が求められてきている。

　2009年8月には、千葉県鴨川市にある亀田メディカルセンターが国内の医療機関としては初となる Joint Commission International（以下、

図4-1　相澤病院の外観

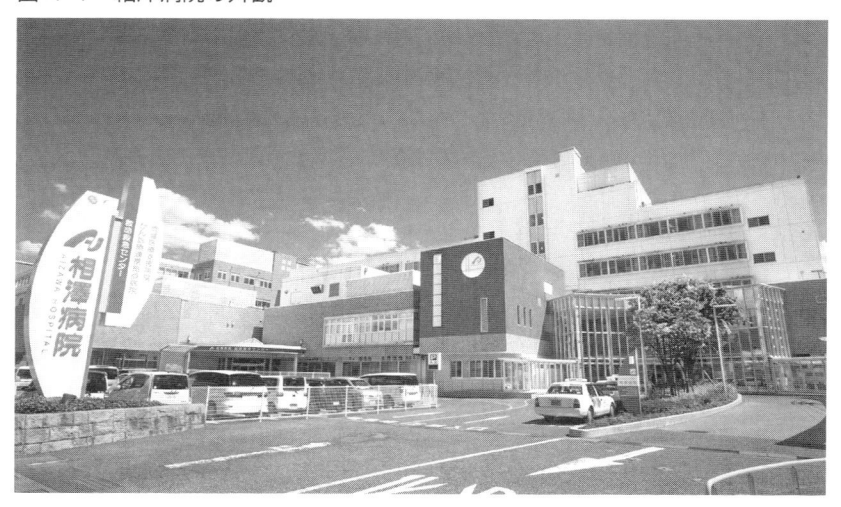

図4-2　相澤東病院の内観（病棟）

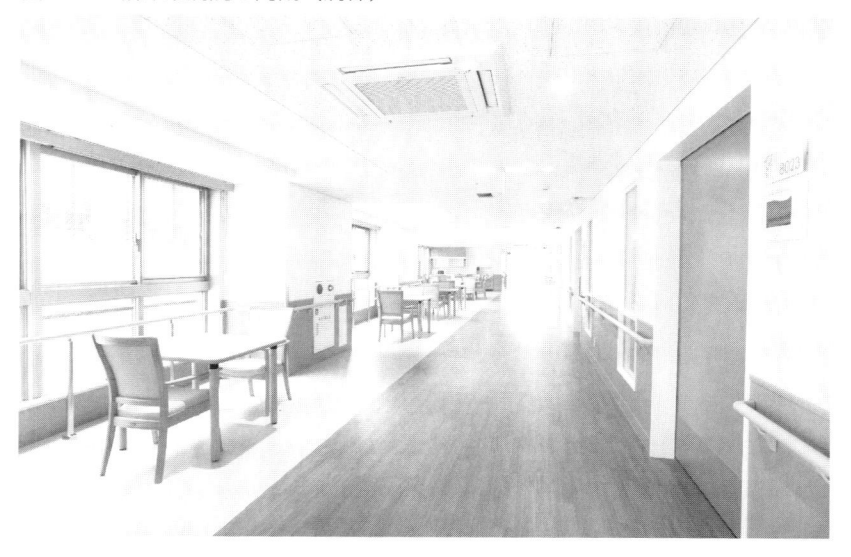

JCI）の認証を取得した。亀田メディカルセンターの JCI 認証取得によって、日本の医療機関がグローバルスタンダードに基づいた世界に通じる安全で質の高い医療を目指すようになってきている。

　同じく 2010 年頃より日本政府としての「医療の国際化」への取り組みが開始されている。2010 年 6 月には、「新成長戦略〜『元気な日本』復活のシナリオ〜」が閣議決定され、医療の国際化については「2020 年には日本の高度医療および検診に対するアジアトップ水準の評価・地位の獲得を目指す。」とされている。2013 年 2 月には、内閣官房に「健康・医療戦略室」が設置され、同年 7 月には、日本の医療技術・サービスの国際展開の取り組みを、関係府省等が連携して推進するために「医療国際展開タスクフォース」が設置されている。

　このように 2010 年前後からの医療の国際化の潮流の中で、慈泉会は 2015 年 3 月に医療の国際展開の一環として中国北京市にリハビリテーション医療の普及とリハビリテーション施設の運営管理を行う現地法人を設立した。これは日本の医療法人としては初の法人設立をもっての中国進出である。本章では、慈泉会が行っているアウトバウンドとしての中国展開について主に紹介する。

国際化の背景

　慈泉会（以下、相澤病院とする）が医療の国際化を進めている背景としては、前述したように訪日外国人旅行者の増加、政府の医療の国際展開の取り組み、JCI 認証などが影響しているが、日本の少子高齢化・人口減少社会も国際化の背景としてある。

　2008 年に日本の総人口が減少に転じたことは各種メディアでも報じられている。また、2016 年度の出生率も 1.45%、出生数も 98 万 1,000 人と、統計をとり始めた 1899 年以降、初めて 100 万人を下回っている。日本は世界にも類を見ない少子高齢化・人口減少国となっている。

　内閣府が公表している平成 28 年（2016 年）版『高齢社会白書』では、生産年齢人口（15 〜 64 歳）は、1995 年にピークを迎え、その後は減少に転じていると報告している。一方、平成 24 年（2012 年）版『高齢社会白

書』では、65 歳以上の高齢者人口が 2042 年にピークを迎え、その後は減少に転じると推計されている。つまり、65 歳以上の高齢者と 15 ～ 64 歳人口の比率をみてみると、1950 年には 1 人の高齢者に対して 12.1 人の現役世代がいたのに対して、2015 年には高齢者 1 人に対して現役世代 2.3 人になり、2060 年には 1 人の高齢者に対して 1.3 人の現役世代という比率になると予測されている。

　この少子高齢化・人口減少社会の到来によって医療経営環境も大きな転換期を迎えている。病院経営においては、今後の地域動向（人口推移データ等）および政策動向がどう変化していくかを見極めた上で、経営戦略や事業計画の考案が求められるが、「医療の国際化」も、人口数減少（患者の減少）や外国人患者の増加、或いは医療・介護の担い手不足の問題などに対する解決策の選択肢になり得ると考える。つまり、「医療の国際化」は病院が今後直面するだろうさまざまな課題の根本解決にはならないまでも、病院経営戦略における一端を担うものであると考える。

中国との医療人材交流

　相澤病院の国際交流は、1990 年代の後半から始まる。交流先の国は中国である。中国との医療交流は、松本市と中国廊坊市が姉妹都市として国際交流を進めている中で相澤病院としても何らかの形で現地に貢献できないかと考えたのが始まりである。具体的には、現地の医療機関への医療機器の贈呈や現地の医師および看護師の研修受け入れである。その後も中国の幾つかの病院と友好病院協定を結び、医療人材交流を行ってきている。

　中国からの医療従事者の研修受け入れは 1998 年に廊坊市人民医院から 2 名の看護師を 6 ヵ月間受け入れたことが始まりとなり、以降、中国の複数の医療機関から医師、看護師、そして近年ではリハビリ療法士の受け入れも行っており、2019 年 8 月末時点で合計 82 名の医療従事者を受け入れている。

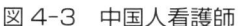
図4-3　中国人看護師

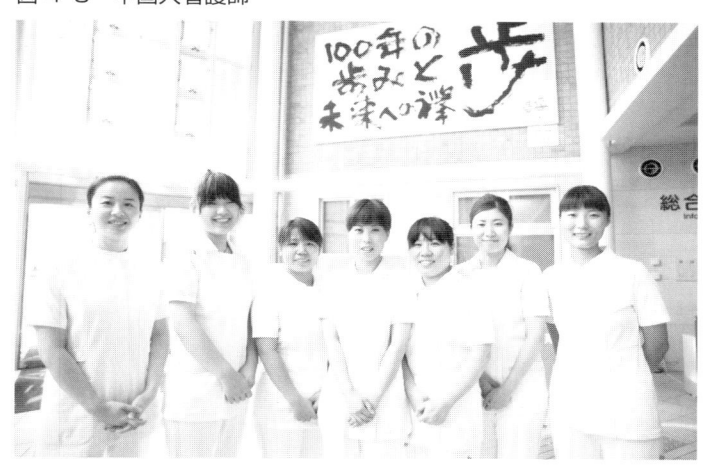

中国人医療従事者の育成

　相澤病院が行ってきた国際交流の一つに外国人の育成と雇用がある。これも中国廊坊市との交流事業の一環として開始されたものであるが、具体的には日本で看護師を目指す中国人の若者を募集し、日本語学校および看護学校での修学を支援するもので、無事に看護師免許を取得した際には、相澤病院に就職してもらうという事業である。2001年から中国人留学生の支援事業を開始しているが、現在までに合計30名が国家資格（看護師免許29名、理学療法士免許1名）を取得し、相澤病院に就職している（図4-3）。看護師免許等を取得した30名のうち、現在も相澤病院で就業している中国人医療従事者は15名である。中国人留学生の支援事業を開始した当時は、日本の医療現場で学んだことを中国に持ち帰り、中国の医療現場で活用して欲しいと考えていたが、相澤病院を退職した者のほとんどは、現在も日本で生活を続けており、中国へ帰国した者は数名に留まっている。

　これまで支援してきた中国人医療従事者は、日本の医療現場の中でも日本人看護師（または理学療法士）と全く変わりなく、一人の医療従事者として活躍している。また、今となってみれば、中国人患者の対応において言語面および両国の文化や習慣、そして医療知識を理解している立場とし

て貴重な人材となっていると同時に、このような人材がいたことは、当院が中国での事業展開をする上でも大きな強みとなっている。

中国進出の経緯

　相澤病院が中国でリハビリテーション事業展開をするに至った経緯をここで紹介する。2010 年に、当院に新たな部署として国際課が設置された当時は、インバウンドで海外からの患者や人間ドック受診者の受け入れを、医療圏拡大の一環として進めて行く方向で検討していたが、中国で医療事業（ビジネス）を行うことは想定していなかった。2012 年に経済産業省ヘルスケア産業課の「医療の国際化実証調査事業」（以下、調査事業）への参加を勧められたことが海外展開について検討する転機となった。

　経済産業省の調査事業へ応募するにあたり、相澤病院として海外で何ができるかを検討した。どの医療分野で進出ができるのか、進出地域・国はどこが良いのか、どんなリスクがあるのか、どれだけの資源（お金や人）を投じられるのか、さらに何のために海外進出をするのか、などさまざまな角度から検討を行った。

　当時、海外へのツテがあったのは、以前から交流を行っていた中国の医療機関のみであったことや中国の人口規模に鑑みても、アウトバウンドおよびインバウンドにおいて大きなマーケットになり得ると考え、中国への進出の可能性を探っていった。

　そして、高齢化社会が進む中国においても、リハビリ医療の需要が徐々に高まって行くことが予想され、且つ、リハビリ医療は低侵襲性で医療事故等のリスクも低く、相澤病院の得意領域の一つでもあった。さらに、当院ではリハビリスタッフも多く抱えていたことからマンパワー的にも実行可能であると考え、中国で急性期リハビリテーション事業を展開して行く方向で経済産業省の調査事業に参加することを決めたことが中国展開のスタートである。

中国展開の方法

中国でのリハビリ事業展開についての調査を開始した当初は、現地にリハビリ病院を新設し、そこで相澤病院のリハビリシステムを導入することを目指していた。しかし、調査を進めていくと人材確保・育成の面で想像以上に時間がかかることがわかり、さらにリハビリ病院設立における中国側の出資者も定まらなかったことに加え、俗に言われている中国リスクも否定できなかった。そして医療文化・習慣・法制度が異なる中国の地において新たに病院を設立し、経営して行くことは非常にリスクが高いと判断しリハビリ病院の設立を断念した。

しかし、現地調査を通じて、中国ではリハビリ専門職の教育制度や資格制度の整備が遅れており、且つ、病院間の連携や病院の機能分化、保険制度などリハビリ医療サービスの供給システムの整備も十分に整っていない状況であることを改めて実感した。そして、リハビリの必要な多くの患者が急性期から回復期、そして維持期へとシームレスな形で、質的にも量的にも十分なリハビリ医療サービスを受けることができていない現状にあることを目のあたりにし、中国でのリハビリテーション医療の普及に貢献したいという思いが一層と強くなった。

中国にリハビリ病院を設立することは断念したものの、相澤病院がこれまで培ってきたリハビリの知識・技術、そして運営マネジメントの経験を活かしながら中国でのリハビリ事業を実現させる方法を引き続き模索した。検討の結果、既存のリハビリ施設や医療機関内にあるリハビリ部門の運営管理を請け負うことで、単なる技術指導ではなく、投資リスクを抑えつつも一定のガバナンスを効かせたかたちで急性期リハビリサービスを提供することができると考え、現地に病院管理会社を設立することを決めた。また、現地法人を設立することは中国からのインバウンドを促進していく上で、現地の窓口拠点になり得るとも考えた。

現地法人の設立手続き

中国で外国資本による現地法人を設立し、ビジネスを行う際には、複数

図4-4　相澤（北京）医院管理有限公司の外商投資
企業批准証書（左）と営業許可書（右）

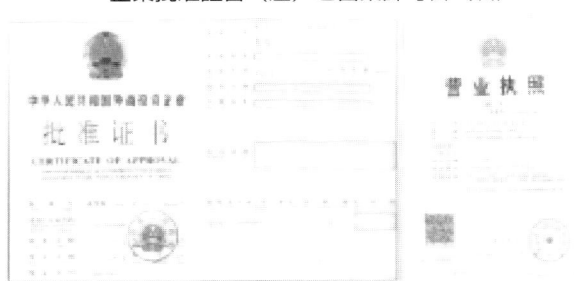

　の政府機関に各種申請を行い、許可を得る必要があるが、特に重要となる
のが「外商投資企業批准証書」と「営業許可証」（図4-4）である。前者は、
海外から中国国内への投資活動に対する許可書であり、後者は、中国国内
で経営活動を行うために必要となる許可証である。現地法人の設立の手続
きには6ヵ月ほどを要し、2015年3月に中国政府から「営業許可書」を
取得した。

　現地法人の紹介

　表4-1に現地法人である相澤（北京）医院管理有限公司の設立当時の概
要を示している。相澤病院から理学療法士1名が北京に駐在し、現地法人
の責任者を務めながら中国でのリハビリ事業を進めている。また、現地採
用した従業員は、当院が中国人留学生の支援事業で育成した中国人看護師
である。
　先に現地のリハビリ施設またはリハビリ部門の運営管理を請け負う方式
で中国でのリハビリ事業を展開して行く旨を説明したが、図4-5に当初の
リハビリ事業スキームを示した。現地法人は北京市内にある北京天壇普華
医院（以下、普華医院）という病床数60床ほどの民間病院（脳神経疾患を
主要な診療科としている）と契約を結び、同医院内にあるリハビリセンタ
ー（図4-6）の運営管理を行った。リハビリセンターには5名のリハビリ
療法士（中国人）が普華医院によって雇用されていたが、現地法人はこの

表 4-1　中国現地法人の概要

株　　　主	社会医療法人財団 慈泉会（100%出資）
会社名称	相澤（北京）医院管理有限公司
英語会社名	Aizawa Healthcare International Limited
経営範囲	医院管理（医療行為を含まない）、医院管理コンサル、医療コンサル（医療行為を含まない）、ビジネスコンサル、翻訳サービス、技術開発、技術譲渡、技術サービス
従業員数	2 名（相澤病院からの出向者 1 名、現地採用 1 名）
設立目的	相澤病院がこれまでに培ってきた病院管理とリハビリ医療のノウハウを活用し、中国人民がより良質で安全な医療サービス（特にリハビリサービス）が受けられるようにすること

図 4-5　中国のリハビリ事業スキーム

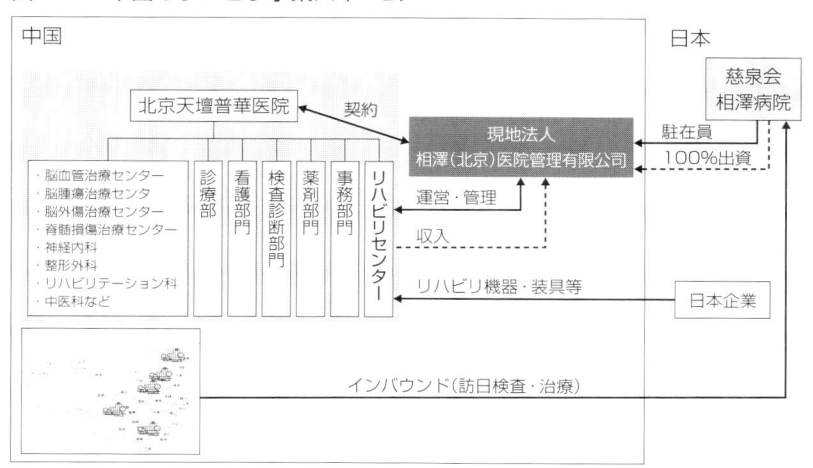

5 名のリハビリ療法士の指導・教育などを含めた人事管理および普華医院全体としてのリハビリシステムの構築を図り、患者および普華医院に有益となるリハビリ医療の提供に努めた。

　2016 年の夏からは、現地法人内に訪日治療相談室を立ち上げ、日本で治療を希望する患者や家族に向けた相談および支援業務も開始し、現地での窓口機能を担っている。また、現地法人のスタッフを 4 名に増員し、2018 年には新たな民間病院と契約を結び、同病院のリハビリ部門の運営

図4-6　普華医院内にある普華相澤リハビリセンターの
　　　　内観

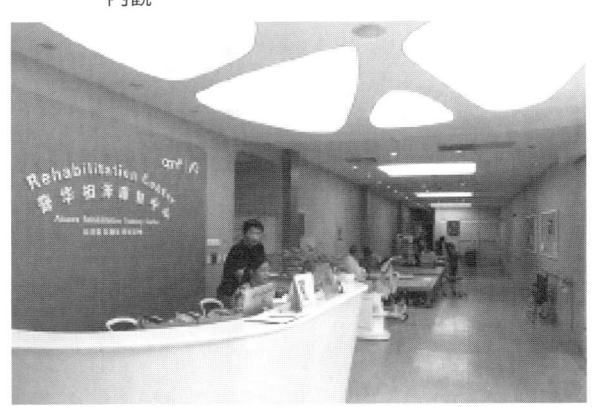

　管理を請け負っており、リハビリ事業の横展開を進めてきている。

急性期リハビリの展開の難しさ

　2015年の春から中国でのリハビリ事業を開始しているが、進出時に描いていたことが全てスムーズに進んでいるわけではなく、現在でも試行錯誤しながら事業を行っている。特に、相澤病院が得意としている急性期リハビリを中国で展開していくことに関しては大きな壁にぶち当たっている。中国では急性期のリハビリは行われているものの積極的に離床（ベッドから離れる訓練を行う）が行われている訳ではない。つまり、入院後または手術後の早い段階から歩行訓練やADL訓練は行われず、ベッド上での他動的な関節可動域訓練や筋力訓練に留まっていることが多い。患者や家族のみではなく、医師をはじめとした多くの医療従事者も急性期は「安静にしておく」という意識が非常に強い。そのため急性期からの積極的なリハビリを開始することの重要性を説明しても、なかなか理解されてもらえないどころか「リスクが高い」と言われ、急性期リハビリに対しては非常に消極的である。
　しかし、15年ほど前の日本も同じように急性期は「安静にしておく」

ということが当たり前で、急性期リハビリが全国に浸透するまでには長い
年月を要したことから、中国でも直ぐに急性期リハビリが受け入れられる
ことは考え難いため、粘り強く各方面への働きかけや啓蒙活動を行ったり、
成功事例を積み上げたりしていくことが必要である。なお、我々が契約し
ている医療機関では急性期リハビリの重要性についての理解は深まってお
り、同医院で手術された患者については術後直後からリハビリの介入が標
準化している。

横展開の難しさ

　先に、横展開を進めていることに触れたが、実際には容易ではない。こ
れまで多くの中国現地医療関連企業や所謂投資家からリハビリ事業につい
ての話が持ちかけられているが、実際に事業化、つまり契約に至ったもの
はない。

　これらの話のほとんどが、新たに設立するリハビリ施設（民営）の運営
に協力してほしいという内容である。これは近年、中国政府がリハビリや
養老（日本でいう介護）に力を入れることを掲げているため、これをビジ
ネスチャンスと捉え新規参入しようとする中国企業が多いためである。し
かし、先方が提示してくるものは、立派な施設が描かれたパンフレット等
であるが、具体的なビジョンや事業計画、あるいは収支計画もなく、特に
集患方法について十分に検討されている案件はない。

　中国では民間病院は公的医療保険が使用できない場合もあるため、民間
病院の医療費は公的病院に比べ割高となる。また、公的医療保険が使用で
きたとしてもリハビリ料の設定が非常に安価なため十分な収入が得られに
くい。したがって、新たにリハビリ施設を設立したとしても経営的には非
常に厳しくなることが予測されるため、契約にまでに至る案件がない現状
である。理想としては、既にある大きな公立病院との契約ができることが
望まれるが、現実としては、中国で公立病院との契約を結ぶことも非常に
ハードルが高い。

おわりに

　我々が中国に進出し数年が経つが、実際に現地に出ているからこそ得られる情報や人脈も多く、今も日々、中国の医療事情などを学びながらリハビリ事業を進めている状況である。より多くの中国人患者がより効果的で質の高いリハビリ医療を受けてもらえるようにするには、これまで積んできた中国での経験を土台に、さらなる横展開を図っていく必要がある。

　中国ではリハビリの需要が高まっていることは事実であるが、その需要に対応する保険制度が確立されていないことやリハビリ財源が乏しいこと、さらにはリハビリに対する医療者および患者の理解も得られ難いことなど、リハビリ事業展開を図っていく上での課題も山積している。これまでは、リハビリ事業の案件を受け身的に待っていることが多かったことから、今後は我々から積極的に急性期リハビリを実践する意欲のある病院を開拓していく必要があると考えている。

　中国での医療事業の難しさを実感しているが、今後、中国でも急性期リハビリの必要性が高まってくると信じ、地道な努力を続けていくことが次のチャンスを捉えることに繋がると考えている。

第5章　中国と日本における糖尿病と認知症の現状比較および医療の国際化に向けた取り組み

東京大学医学部附属病院糖尿病・代謝内科副科長特任講師　飯塚陽子

中国と日本における糖尿病有病率の比較

　世界の糖尿病人口は爆発的に増加し続けており、国際糖尿病連合（IDF）の最新の発表によると、2017年世界の成人糖尿病有病者数は4億2,500万人に上り、日本を含む「西太平洋地域」においては、成人糖尿病有病者数は1億8,300万人であり、世界で最大の糖尿病人口を抱えていることが改めて浮き彫りとなった。有効な糖尿病予防策を講じないと、2045年世界成人糖尿病人口は6億2,900万人に上ると予想されている（図5-1）。糖尿病人口のランキングでは、2017年中国の成人糖尿病有病者数は1億1,400万人と世界の第1位であり[1]、2017年6月に発表された17万人以上を対象とした最新の調査（JAMA）では、2013年の時点で中国本土の成人における糖尿病有病率は10.9％（漢族14.7％、チベット族4.3％、回族10.6％と民族によって異なる）であり、糖尿病前期有病率は35.7％と推定されている[2]。

　一方、日本においては、2003年〜2012年日本国民健康・栄養調査の成人5万人以上を対象に10年間追跡調査した結果、日本成人糖尿病罹患率は8.3％で[3]、最新の国民健康・栄養調査の発表によると、2016年の時点で糖尿病が強く疑われる者が1,000万人に上る[4]と推定されている。

　アジア人は欧米人に比べ、インスリン分泌低下体質のため、小太りでも糖尿病を発症しやすい遺伝素因に加え、脂肪摂取量の増加・自動車保有台数増加による運動不足、さらには日本において、超高齢化に伴う低栄養やサルコペニアの結果、中国・日本の糖尿病有病率は生活習慣欧米化に伴い増加の一途を辿っており、また糖尿病および認知症を含めた各種糖尿病合

図5-1　日本を含む西太平洋地区は世界最大の糖尿病人口を抱える

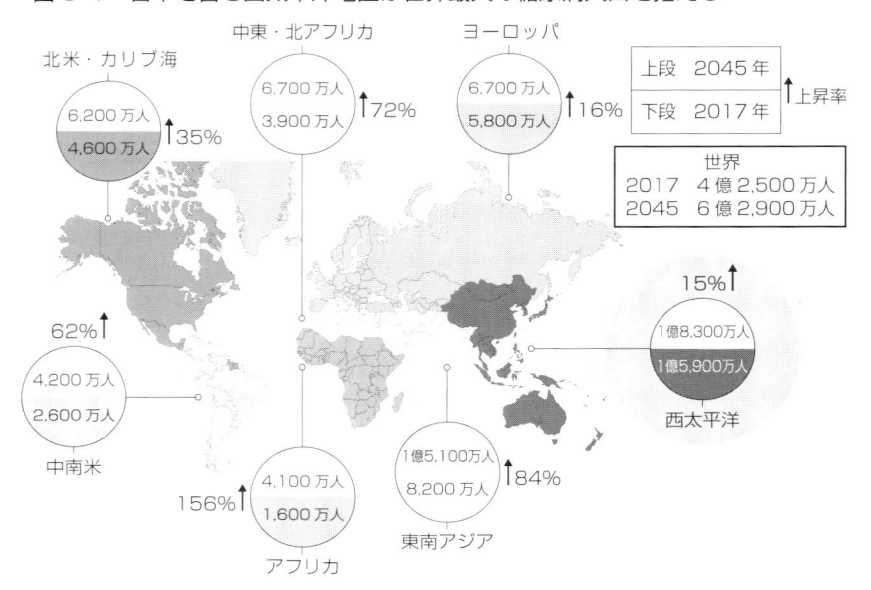

出所：IDF Diabetes Atlas 8th Edition, 2017

併症は健康寿命の短縮の原因となっている。

中国と日本における糖尿病現状の比較

　日本糖尿病データマネジメント研究会の調査結果では、医療従事者と患者の努力により、日本糖尿病患者の平均 HbA1c が年々低下傾向にあり、平均 BMI は 2013 年までは増加傾向にあったが、肥満を助長しない・体重減少効果のある薬剤の導入による効果もあり、2014 年より低下傾向がみられた。インスリン療法の割合が年々減少し、経口治療薬および GLP1 アナログの割合は増加していた。半数以上の方が血糖コントロール良好であるが、3 割以上の方が糖尿病と診断されていても未受診であり[5]、糖尿病の方の寿命は非糖尿病の方に比べ、約 10 歳前後（男性では約 8 歳、女性では約 11 歳）と短いのが現状であり、克服すべき課題である。

　一方、中国における最新報告では、糖尿病の診断結果を認識していた患者は 36.5％であり、治療を受けていた患者は 32.2％で、治療を受けていた患者のうち、49.2％は血糖コントロールが良好であった[2]。私たちが実施してきた中国糖尿病現状の調査結果から、上海の糖尿病患者においては、肥満が 35％、20 歳時に肥満が 1 割、過去に肥満が 7 割以上であり、約 6 割の方が食行動に異常がみられたが、6 割以上の方が栄養指導を含めた糖尿病に関する教育指導を受けたことはなかった。自己流に食事・運動・薬物／インスリン量を調節する方が多く、インスリン分泌促進薬を中心の治療がメインであり、その結果、半数以上の方が血糖コントロール不良であった[6]（図 5-2）。北京の糖尿病患者においては、上海に比べ、血糖管理がより不良であり、インスリンの使用者数がより多く、高血圧症・脂質異常症の合併もより多かった。杭州・北京の糖尿病患者においては、足の乾燥・白癬感染症疑いのある方が日本より 3 〜 5 倍と多かった[7, 8, 9]。

中国と日本における高齢化の比較

　『高齢社会白書』によると、2015 年の世界総人口は 73 億 8,301 万人であり、総人口に占める 65 歳以上の人口の割合（高齢化率）は 8.3％に上昇しているが、2060 年には総人口 102 億 2,260 万人（高齢化率 17.8％）にまで上昇すると見込まれており、今後半世紀で高齢化が急速に進展することになると推定される。地域別に高齢化率の今後の推測をみると、これまで高齢化が進行してきた先進地域はもとより、開発途上地域においても、高齢化が急速に進展すると見込まれている[10]。

　そのうち、日本の高齢化率は 2005 年より世界で最大の水準となり、以降は高い水準を維持し、2015 年では 26.7％、2017 年では 27.7％に達している。一方、中国における 2015 年の高齢者割合は 9.6％で、1980 年頃の日本とほぼ同じ水準であり、今後 30 年前の日本以上の勢いで急激な増加が予想される[10]（図 5-3）。

図 5-2　中国糖尿病患者の現状

半数以上の方が血糖管理不良で、6割以上の方が糖尿病の教育を受けたことがなかった

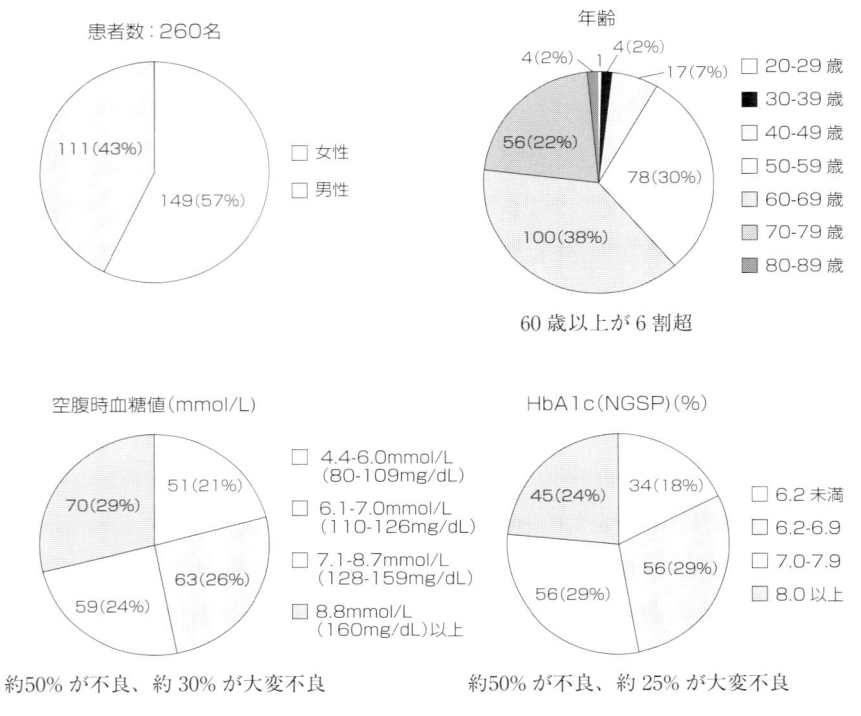

60 歳以上が 6 割超

約50% が不良、約 30% が大変不良　　　　約50% が不良、約 25% が大変不良

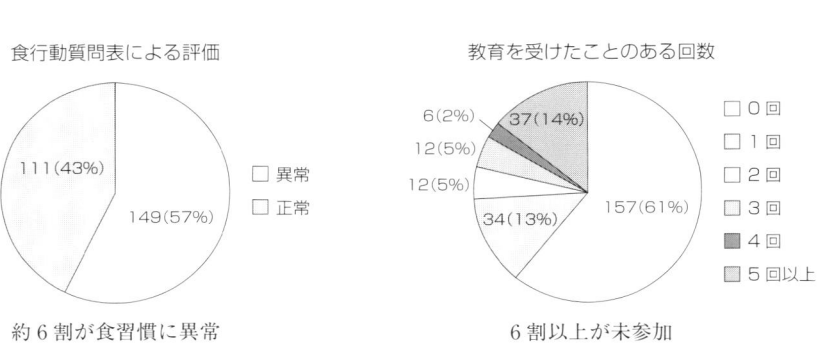

約 6 割が食習慣に異常　　　　　　6 割以上が未参加

図 5-3　中国の 65 歳以上人口の割合の推移

中国の現在の高齢者割合は、1980 年頃の日本とほぼ同じ水準であり、今後急激な増加が予想される。

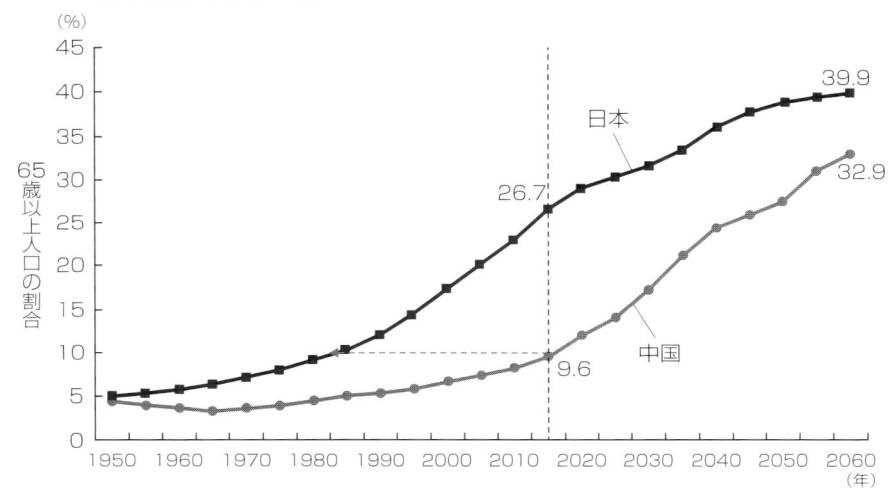

出所：日本については総務省国勢調査、国立社会保障・人口問題研究所—日本の将来推計人口（平成 24 年 1 月推計）：出生中位（死亡中位）推計（毎年 10 月 1 日時点の数値）。中国については国際連合「World Population Prospects 2010」

中国と日本における認知症現状の比較

　日本久山町（福岡県）高齢者認知症実態と対策の研究報告によると、65 歳以上の認知症有病率は 2012 年の時点で 17.9％と時代と共に急増しており、特にアルツハイマー型認知症有病率は 12.3％と顕著な上昇がみられている。増加の一途を辿っている糖尿病はアルツハイマー型認知症の危険因子であり、アルツハイマー型認知症の増加要因であるのも一因であると考えられる[11]。

　一方、中国の認知症患者数は 900 万人以上に上っており、そのうち 60％はアルツハイマー型認知症であると推測されており、1990 年以降 3 倍近くと急増している[12]（表 5-1）。

表 5-1　中国認知症患者の原因別比率（推測）

	種類	2012年
患者数 （万人）	認知症	981
	アルツハイマー型認知症	589
	血管性認知症	98
	混合型認知症	147
	その他	147
患者数比率 （%）	アルツハイマー型認知症	60
	血管性認知症	10
	混合型認知症	15
	その他	15

出所：経済産業省報告書

医療の国際化に向けた取り組み（対策の一つとして）

　増加の一途を辿っている中国の糖尿病と認知症への対策が急務であり、その中で私たちが実証してきた日本式チーム医療の有用性がその対策の一つとして注目されている。

　日本には糖尿病チーム医療を含めて、優れた医療技術が沢山あるが、日本国内では、医療を受ける人口が減少し、一方海外においては、日本の優れた医療を受けたいと思っている外国の方が大勢いるのも事実である。日本の医療において、図 5-4 のような好循環を生み出すことを目指し、日本国内の社会保障制度を維持しながらも、日本の医療の質を向上させていくためにも、限られた医療資源を有効に活用という観点からも、医療の国際化を進めていくことが、今後必要な流れであり、将来的な方向性であると確信している。

　医療の国際化の一環として、日本の医療サービスの輸出を目指し、経済産業省の採択事業の一つとして、日本式糖尿病診療サービスの中国展開に関する有用性の調査研究を実施してきた。日本の医師・看護師・栄養士・薬剤師等の医療チームが、企業とコンソーシアムを形成し、中国北京・上海・杭州の病院で実際に日本式糖尿病外来診療を行い、患者のモチベーションを引き出すエンパワーメントアプローチによる患者中心のさまざまなチーム医療サービスの有用性を検証してきた。

図 5-4　医療国際化の目的

○海外の患者に対しても日本の医療を提供することで技術革新に必要な症例数を確保する
　とともに、**日本の医療関連サービス・機器の海外での利用拡大を推進。**
○これにより、医療技術の進歩に不可欠な資本や技術の蓄積を促し、**医療機器・医療関連**
　サービスの新たな内外市場を開拓する。

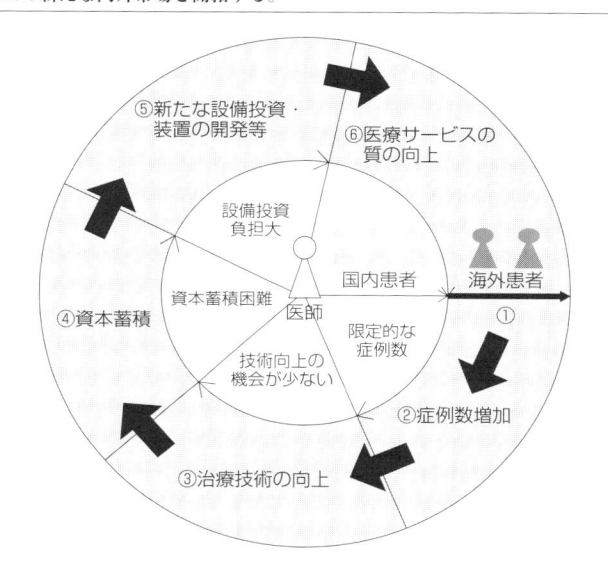

⑤新たな設備投資・
　装置の開発等

⑥医療サービスの
　質の向上

設備投資
負担大

資本蓄積困難

医師

国内患者　　海外患者
　　　　　　　　①

限定的な
症例数

技術向上の
機会が少ない

④資本蓄積

②症例数増加

③治療技術の向上

日本の医療において、①〜⑥の**好循環**を生み出すことを目指す。

　医師による診療・栄養士による栄養指導・看護師による糖尿病教育／フ
ットケア指導・薬剤師による服薬指導・自己血糖測定（SMBG）や活動量
計による指導等、実施したすべての日本式糖尿病診療サービスが中国糖尿
病患者に大変好評であり、チーム医療の介入により、食行動に異常のある
方が約半分まで減少し、糖尿病に対する認識・食習慣・運動習慣等の向上
をもたらし、その結果、体重・血糖値・HbA1c・血圧・合併症である尿
中微量アルブミン・脂質等調査したすべての項目において明らかに改善が
認められ（図 5-5）、しかも、受診回数の多い方ほど、改善効果がより顕著
であるという持続可能な有効性が確認され、チーム医療のない中国におい
て、日本式糖尿病診療サービスに対する中国糖尿病患者のニーズが極めて
高いことが確認できた[6, 7]。

図 5-5　指導前後臨床項目の変化（143 例）

調べたすべての項目に明らかに改善がみられた。

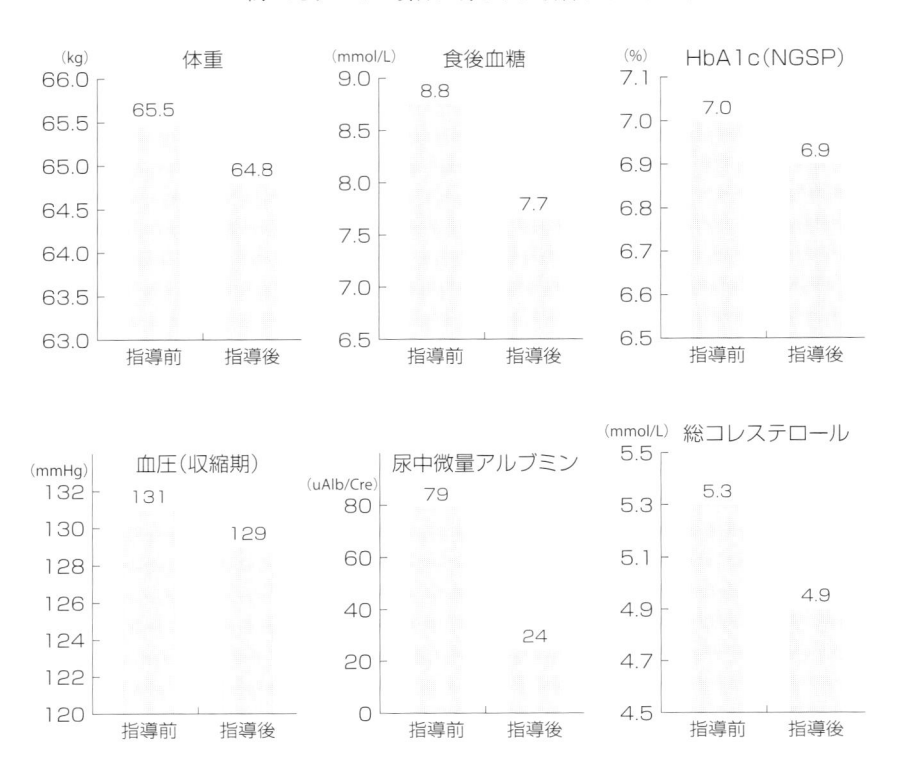

　日本糖尿病学会では、血糖・体重・血圧・血清脂質の良好のコントロールを通して、糖尿病およびその細小血管合併症・大血管合併症の発症予防・進展抑制を実現し、最終的には健康な方と変わらない生活の質（QOL）の維持・寿命の確保を糖尿病治療の目標として掲げている。

　今後糖尿病を軸とした、予防・診断・治療サービスネットワークの構築、臨床・教育・研究協力拠点の構築、そしてアジア発のアジア人のためのアジア人に適した糖尿病標準化治療の構築を目指し、現在日本の内閣官房やMEJ（Medical Excellence Japan）のサポートの下、中国各地において、日本式糖尿病専門病院の設立に向けて準備を進めている（図5-6）。

図 5-6　日本式糖尿病診療サービスの海外展開案

> 今後糖尿病を軸としたサービスネットワークの構築・アジア発のアジア人に適した標準化治療等の構築を目指したい。

各省庁・基幹病院・医療機器・医薬品企業等の協力体制
①上海での日中糖尿病センターの設置（2011 年度）
②杭州での日中糖尿病センターの設置（2012 年度）
③北京での日中糖尿病センターの設置（2015 年度）
④北京での日本式糖尿病専門病院の設立（2017 年度）
⑤中国全土に日本式糖尿病専門病院の設立（2019 年〜）
（無錫・広州・寧波・大連・深圳・天津・西安・成都・ウルムチ）

●糖尿病を軸とした
　予防・診断・治療サービスネットワークの構築
　臨床・教育・研究協力拠点の構築
　アジア発アジア人に適した標準化治療の構築
●日本企業の中国での医療関連ビジネス展開
　・ビジネスモデルの構築

図 5-7　糖尿病の全経過における各段階での対策

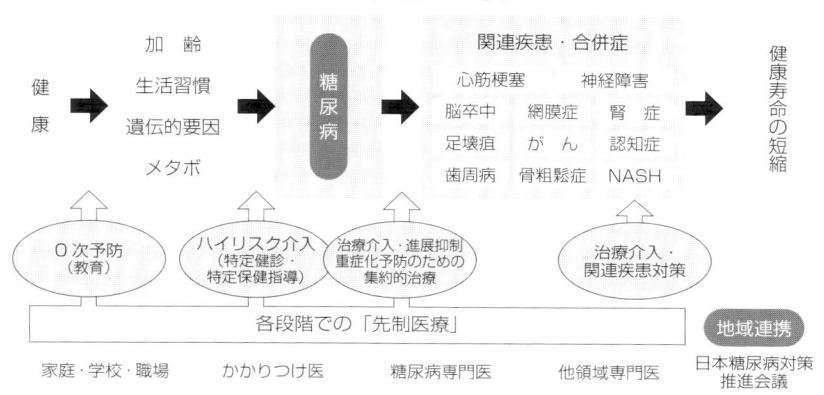

出所：日本糖尿病学会　第 3 次対糖尿病戦略 5 か年計画

　糖尿病および認知症も含めたその合併症の発症予防・進展抑制のために
は、家庭・学校・職場・地域・行政等も含めた全過程における各段階での
対策が重要であり（図5-7）、その中でホスピタリティ精神に溢れる患者中
心の日本のチーム医療・超高齢化対策・介護保険制度等の経験が中国のみ
ならず、世界の糖尿病および認知症の発症予防・進展抑制に大いに寄与す
ることを期待しつつ、そのためには、各国が手を携え、お互いの経験・強
みをフルに活かし、win-win が得られるよう、人類共通の財産で・限られ
た資源である医療のために、共に貢献していく必要があると考えている。

参考文献

1　国際糖尿病連合（IDF）「糖尿病アトラス」第8版　2017　http://www.diabetesatlas.org/

2　Wang L, Gao P, Zhang M, et al. : Prevalence and Ethnic Pattern of Diabetes and Prediabetes in China in 2013. JAMA 317（24）: 2515-2523, 2017

3　Ikeda N, Nishi N, Noda H, et al. : Trend in prevalence and management of diabetes and related vascular risks in Japanese adults: Japan National Health and Nutrition Surveys 2003-2012. *Diabetes Res Clin Pract.*127 : 115-122, 2017

4　平成29年国民健康・栄養調査（厚生労働省）https://www.mhlw.go.jp/stf/seisakunitsuite/bunya/kenkou_iryou/kenkou/eiyou/h29-houkoku.html

5　糖尿病データマネジメント研究会　http://jddm.jp/data/index-2017.html

6　2012年度経済産業省報告書　http://www.meti.go.jp/policy/mono_info_service/healthcare/iryou/downloadfiles/pdf/22fy_hosei_terumo.pdf

7　2013年度経済産業省報告書　http://www.meti.go.jp/policy/mono_info_service/healthcare/iryou/downloadfiles/pdf/24fy_mej.pdf

8　Oe M, Ohashi Y, Amemiya A, et al. : Foot complications in diabetes mellitus: comparison of Chinese and Japanese patients. *Japanese Journal of Foot Care* 13（1）: 19-23, 2015

9　Oe M, Ohashi Y, Takehara K, et al. : Foot complications in patients with diabetes mellitus practical report of diabetic foot clinic in Beijing. *Japanese Journal of Foot Care* 14（2）: 57-61, 2016

10　平成30年版高齢社会白書　http://www8.cao.go.jp/kourei/whitepaper/w-2018/html/zenbun/index.html

11　久山町研究（高齢者認知症の実態と対策）　https://www.kantei.go.jp/jp/singi/kenkouiryou/suisin/suisin_dai4/siryou7.pdf

12　経済産業書報告書　http://www.meti.go.jp/policy/mono_info_service/healthcare/kokusaika/downloadfiles/fy26/26fy_outbound_04.pdf

第6章　中国の最新医療事情と問題

泰達国際心血管病医院院長・東京医科歯科大学臨床教授　　劉　　暁程

泰達国際心血管病医院院長補佐・東京医科歯科大学非常勤講師　　兪　　　剛

はじめに

　中国の名目 GDP は、2010 年、日本を上回り世界第 2 位の経済規模へと成長を遂げたが、2014 年から投資・生産の伸びが徐々に鈍化、景気は緩やかに減速、2015 年実質 GDP 成長率は 6.9％増（政府目標は 7.0％前後）、2016 年に成長率は 6.7％増に低下した。経済成長率の低下等、数々の問題が顕在化する中、中国の経済・産業構造は転換局面に差し掛かっており、中国政府は投資主導型から消費主導型へ成長パターンの転換を強力に進めようとしている。

　医療・介護サービスは新たな消費・サービス需要の代表として、医療機関数や受診者数は増加の一途にあり、皆保険化に伴い、中国の医療改革は、量的整備から質的整備へ転換を図った。2015 年総医療費は、4.1 兆元（約 60 兆円）と日本の国民医療費約 44 兆円を大きく上回るなど、医療サービス市場は急拡大を続けていて、総医療費は実質 GDP 成長率を上回り、12.8％になった。総医療費の対 GDP 比率は 2011 年の 5.4％から 2015 年は 6.2％に上昇した。

　規制緩和が進む民間病院市場でのビジネスチャンスが拡大、専門医療サービス提供による差別化もみられ、民間病院の数は公立病院を超えた。中国医薬品市場は 2015 年に約 4,300 億元（約 7,000 億円）と、中国医療機器市場規模は 3,080 億元（約 5,000 億円）と、近年 20％超の高水準で成長、2015 年の日本市場を上回る世界第 2 位の規模に成長した。

　中国国家衛生計画委員会の「健康中国 2020」という報告では、2020 年

に中国の総医療費の対 GDP 比率は 6.5 ～ 7%、総医療費は 6.2 兆～ 6.7 兆元（約 90 兆～ 100 兆円）と推計されている。

中国の一人っ子政策の終焉

　中国政府は、2014 年頃から第 13 次 5 ヵ年計画の下、医療改革を進めている。医療制度改革により、公的医療保険制度や医療提供体制の整備を推進した結果、"看病難、看病貴"（病院診察の難しさ、医療費の高さ）という構造問題は大分改善。少子高齢化の進展、健康志向の高まりに、医療改革のメインは、医療資源の量的整備から質的整備へ転換、2020 年までに全国民に基本的な医療サービスの提供を実現することを目指している。

　中国政府は膨大な人口を抱え、総人口は 13 億 6,782 万人（2014 年国民経済社会発展統計公報）。そのうち、都市人口は 7.49 億人（総人口の 54.7%）、農村人口 6.18 億人（同 45.3%）がいる。経済の発展とともに、保健衛生環境の整備も進み、平均寿命は年々延びている。平均寿命は 1990 年の 68.6 歳から 2016 年の 76.3 歳に延びた。

　一方、これまでの一人っ子政策により、急速に高齢化が進展、2014 年の 65 歳以上高齢者は現在の日本の国民総人口相当の 1 億 3,755 万人である（高齢化率 10.1%）。中国は、高齢化の速度は日本と同様に早く、高齢者となる人口規模が多く、また、経済格差、地域格差の問題や年金給付の水準などから、「未富先老」（豊かになる前に高齢化を迎える）という特徴がある。しかし、高齢者介護・福祉施策は、近年、医療保険、年金制度および最低生活保障などの基本的な社会保障制度の整備が進んでいるが、高齢者の介護は家族がメインで、政府が主導する統一的な高齢者介護・福祉制度や介護保険制度はない。

　1970 年代の中国の出生率は高く、教育、医療、雇用など社会保障を圧迫するので、人口激増を抑える必要があるとして、「人口と経済及び社会、資源、環境との調和のとれた発展を実現（人口・計画生育法第 1 条）」、「人口を抑えその質を高める（人口・計画生育法第 2 条）」という観点から、1982 年、憲法改正により、一人っ子政策を基本の国策として実施した。1984 年以降、農村への配慮や少数民族への優遇などから調整が行われ、

80年代末には現行の一人っ子政策の基礎が完成する。こうした政策により1990年代以降、人口急増は効果的に抑制された。その結果、中国の経済成長を加速させたが、一方、予想を上回る低い出生率（1.18〈2010年第6回人口調査〉）により、近年、生産年齢人口の減少と高齢化が進行。2015年の全人代常務委員会で一人っ子政策廃止を盛り込んだ人口・計画生育法修正法案が可決され、2016年1月から、少子高齢化に対応するため、「一人っ子政策」を廃止し、「二人っ子政策」が実施され。「全ての夫婦に二人の子供の出産を認める」という国策として実施されることとなり、一人っ子政策が事実上廃止された。

医療保険制度の進化

2010年、社会保険制度に関する基本法として社会保険法が成立（2011年7月施行）。社会保険法では、年金、医療失業などの社会保険が規範化され、国民の権利保護などの基本原則とともに、加入対象・手続き、保険料負担などが規定された。同法では、都市部と農村部をカバーする社会保険制度の枠組みが規定されているが、具体的な内容は、中央政府による意見や地方政府の条例などに委任し、また、基本的には上記戸籍・職業区分も概ね維持されている。

医療保険には、都市従業員基本医療保険制度、都市住民基本医療保険制度、新型農村合作医療制度がある。また、都市・農村住民に対し多額の医療費がかかる大病への再保険制度（大病保険制度）、公務員には上記制度に上乗せ支給する公務員医療補助、最低生活保障の対象者や、低所得で保険に加入できない者への特定困窮者医療扶助制度などがある。都市従業員基本医療保険、都市住民基本医療保険、新型農村合作医療制度の加入者合計は13.3億人となっており（表6-1）、国民皆保険が実現された2012年には国民の保険カバー率は100％近くに達した。2016年に、制度間・地域間の不均衡を是正し、農村の医療保険制度のレベルをアップするため、「新型農村合作医療」と「都市住民医療保険」とを統合することになった。農村部は都市部住民と同じようなレベルの医療を受けられるようになった。

医療保険のカバー率は年々上昇しており、医療保険の対象となる病院・

表6-1 医療保険制度の体系・加入等の状況（2012年）

	都市従業員基本医療保険	都市住民基本医療保険	新型農村合作医療
対象者	従業者（被扶養者は対象外）	都市戸籍を有する非就業者、学生	農村戸籍を有する非就業者
加入者数	2.65億人	2.71億人	8.05億人
保険料	賃金8%	660元/年	毎年450元補助、個人負担100元

出所：「中国衛生統計年鑑」および「中国衛生和計画生育統計年鑑」

薬局は政府が指定し、指定病院・薬局以外で受けた場合は給付対象外となる。被保険者は指定病院から3〜5ヵ所の病院を選択・登録するとともに、社区衛生診療所のかかりつけ医を登録する。自己負担は、小規模病院ほど低く設定され、社区やかかりつけ医からの医療は無料・低額となっている。医療費の自己負担率が下がり、2012年の平均自己負担率は34.34％である、それ以後国の経済発展とともに、2013年は33.88％、2014年は31.99％、2015年は29.27％、2016年は28.93％と年々下がっている。しかし、①給付対象となる範囲が狭い（都市住民基本医療保険では一定額まで自己負担であり、特定の疾病による外来費用のみが対象）、②保険適用となる医薬品などが少ない（外資系の新薬などは保険収載されていない）、③省をまたいだ移動では使えないなどの問題がある。

医療改革による病院の変化

中国国家衛生計画委員会の統計によると、2016年4月末時点全国の医療・衛生機関の数は98.8万ヵ所。その内訳は、病院は2.8万ヵ所（公立病院は12,958ヵ所、私立病院は15,303ヵ所）、一般医療衛生機関は92.7万ヵ所、専門公共衛生機関は3.1万ヵ所、その他は0.3万ヵ所となっている。2015年4月末比では、全国の医療衛生機関数は3,160増加、内訳は病院が1,804（公立病院は380減少、私立病院が2,184増加）増えた。

中国の医療機関は機能、役割別に等級に分類、管理され、3級甲の病院のグレートが最も高く、次に2級病院、1級病院は最も低い（表6-2）。近年、医療機関は、衛生行政部門が設置される公立病院と民間の私立病院に

表6-2　上海市都市住民基本医療保険の給付率

		60歳以上、重度障害者および中小学生と乳幼児	18歳以上60歳未満
自己負担額	外来年間	300元	1,000元
	入院毎回		
	1級病院	50元	
	2級病院	100元	
	3級病院	300元	
医療保険の給付率	外来		
	1級病院	65%	
	2級病院	55%	
	3級病院	50%	
	入院		
	1級病院	85%	75%
	2級病院	75%	65%
	3級病院	65%	55%

出所:「上海市人民政府:上海市都市住民基本医療保険試行弁法の印刷公布に関する通知」

分けられる。3級甲の病院の多くは公立病院データ、都市部中心に設置されている。大都市の3級病院では64列以上のCT、1.5テスラのMRIなど高度な医療機器を揃え、移植治療の実施まで医療水準は高い。3級病院では医師数、医療設備、診療の質が先進国に近づきつつあり、高度な診療や治療を受けるために患者が3級病院に集中していることが社会問題化している。農村部は、医療機器、薬剤、医師の質・量ともに低い水準。中国医療の最大の問題は格差、地域の格差、加入医療保険の格差、病院の格差などがあげられる。経済発展の格差で、中国の医療資源の配分は大都会に集中、沿海部の経済発展地域に集中し、3級病院の70%以上は北京、上海、広州などの大都市にある。地方からの患者が押しかけたため、毎日野戦病院のように混雑状態である。一方、地方の病院あるいは2級以下の病院は、医療レベルが低く、患者から信頼されず、経営もかなり苦しい。中高所得層は中国での医療サービスに満足せず、海外の先端医療と高質な医療サービスを得るため、海外へ渡る人が最近相当増えている。

　中国の一般的な病院の収入は、医療サービス収入、薬品販売収入、政府投入等により構成される。薬品販売収入は病院の貴重な収益であり、特に、

表 6-3　国家レベルの高度な医療の臨床医学研究センター
（分野別対象疾病）

分野	対象疾病	病院名
循環器系	狭心症、不整脈、高血圧	中国医学科学院阜外病院
		首都医科大学付属北京安貞病院
脳疾患	脳卒中、脳出血等	首都医科大学付属北京天壇病院
腎臓病	CKD、腎炎等	南京総医院（軍病院）
		中国人民解放軍総医院（301 病院）
		南方医科大学南方病院
がん治療	肺がん、乳がん、胃がん、肝臓がん等	中国医学科学院腫瘍病院
		天津医科大学腫瘍病院
呼吸器系	ぜんそく、肺炎等	広州医科大学付属第一病院
		北京医院
		首都医科大学付属北京児童医院
糖尿病	2 型糖尿病	中南大学湘雅第二病院
		上海交通大学医学院附属瑞金病院
精神系	うつ病、総合失調症	北京大学第六病院
		中南大学湘雅第二病院
		首都医科大学付属北京安定病院
産婦人科	子宮筋腫、子宮がん	中国医学科学院北京協和病院
		華中科技大学同済医学院附属同済病院
		北京大学第三病院
消化器系	食道がん、腸炎、肝硬変等	第四軍医大学西京病院
		首都医科大学付属北京友誼病院
		第二軍医大学長海病院
口腔歯科	歯周病、口腔腫瘍等	上海交通大学医学院附属第九病院
		四川大学華西口腔病院
		北京大学口腔病院
		第四軍医大学口腔病院
老年系病気	認知症、アルツハイマー病等	中国人民解放軍総医院（301 病院）
		中南大学湘雅第二病院
		四川大学華西医院
		北京医院
		復旦大学付属崋山病院
		首都医科大学付属北京宣武病院

出所：「国家臨床医学研究中心五年（2017-2022）発展計画」

薬品については、公的保険に収載されていない薬品は自費医療になるため、基本的には混合診療である。一方、患者にとっては公的保険外での自己負担が多く、病院側と患者・家族の間でトラブルが生じている。「以薬補医」の状況を改善することは、公立病院の改革のポイントであり、医療と薬品販売の分業が施行された。

政府投入は政策に左右されやすい。いま中国の最大の国策は「一帯一路構想」である。「一帯一路構想」は、中国から中央アジアを経て欧州に至る「シルクロード経済帯」と、中国沿岸部からアラビア半島までを結ぶ海上交通路の「21世紀海上シルクロード」を中国が中心になって開発していくという構想である。社会保障分野で、沿線国家に「幸福家園（幸せな家）」100ヵ所、「愛心助困（愛を込めた貧困扶助）」100ヵ所、「康復助医（リハビリと医療援助）」100ヵ所等のプロジェクトを実施する。

国家戦略として、日本の特定機能病院のように、医療の各分野に国家レベルの高度な医療の臨床医学研究センターが設置された。第1期は11分野の32病院を選定、政府投資の約束上で、国のお墨付きで、高度な医療専門の臨床研究、専門家の育成、治療のガイドラインの設定、新薬の臨床治験の選定、医療技術の海外交流の優先権と国の代表的な地位を与え、「一帯一路構想」プロジェクトの実施につながる（表6-3）。

中国の医学教育

毎年6月は入試シーズンで、中国の入試制度は、日本のセンター試験のように全国統一試験で選抜をしている。医学部は基本的には5年制であるが、7年制のマスターコース、8年制のドクターコースもあり、卒業と同時に学士、マスターの称号かドクター＝博士号が授与される。大学を卒業してから1年間インターンをやり、それが終わった後に医師の国家試験を受ける。勉強期間が長いにかわりに、医者になっても、収入と社会地位は決して高くない。近年に医学部は敬遠され、優秀な学生が取れない状態になった。中国には140数ヵ所の単科医科大学がある。2000年前後に半分の単科医科大学が総合大学の医学部として統合合併し、その半分70ヵ所は単科の医科大学に残ったまま。医学部の実力を評価するため、2016年

表6-4 中国大学医学部ランキング、トップ10

ランキング	大学名	所在地
1	上海交通大学医学院	上海市
2	北京協和医科大学医学院	北京市
3	北京大学医学部	北京市
4	復旦大学上海医学院	上海市
5	首都医科大学	北京市
6	四川大学華西医学院	四川省成都市
7	華中科技大学同済医学院	湖北省武漢市
8	中南大学湘雅医学院	湖南省長沙市
9	中山大学中山医学院	広東省広州市
10	浙江大学医学院	浙江省杭州市

出所:「医学界 2017年度中国医学院総合ランキング」

から医学部ランキングが発表された（表6-4）。中国の医療資源と同じように、トップ5は全部北京と上海にあり、卒業生が多く、日本語教育を重視した瀋陽の中国医科大学のランキングは17位である。

民間企業の医療産業へ進出

国民皆保険化に伴い中国の医療マーケットは急速に拡大し、2015年、国務院は「全国医療衛生サービス計画綱要」（以下は「綱要」という）を発表した。「綱要」では、優先的に民間資本による病院の開設を支持し、公立病院の私有化を促進、民間資本の医療産業への投資・買収を奨励している。国家衛生計画生育委員会の統計データによると、2016年4月末時点で、全国の民間病院数は15,303ヵ所に達し、前年より2,184ヵ所増えたという。同時に、外資による病院経営参入の規制を緩和され、外資独自の病院経営も認める。

医療マーケットの急拡大と病院運営の外資開放の動きの中、欧米と日本等の外資による中国の病院投資への関心が高まっている。例えば日本の商社、三井物産、伊藤忠などが中国で病院経営に投資している。一方、中国政府は企業の海外市場への進出を奨励し、近年、中国企業は海外医療分野の技術・ノウハウの獲得を目的とした製薬企業、病院買収などが活発化

している。海外製薬企業、病院の買収と、適切なマネジメントにより、手
に入れた技術やノウハウを中国の医療分野の発展に活かせると期待した。
2013 年から 2016 年 8 月までに、中国企業による海外病院のM＆Aは 11 件、
合計額は約 30 億ドルにのぼる。主にがん治療、心臓脳血管病治療、眼科
病院、整形美容病院など、国内需要が多い分野である。例えば、2016 年
4 月、緑葉集団がヘルスケア・オーストラリアを 6 億 8,800 万ドル（約 850
億円）で買収に成功。ヘルスケア・オーストラリアの年間売上高は約 600
億円、豪州第 3 位の私立病院グループで、主要都市で 17 の医療機関を運
営し、約 4,500 人の従業員を抱える。海外病院の買収には三つのメリット
があり、1. 海外病院のブラント力を活かして、富裕層の患者を獲得、オー
ダーメイド的な医療ができる。2. 海外病院の先端的な病院マネジメントの
ノウハウを取得できる。3. 海外先端的な医療技術と医療サービス、理念を
国内の医療施設に導入し、中国国内の病院経営に生かし、中国の高・中所
得層患者の満足度を高める。これからも中国政府の医療規制の緩和により、
中国企業の海外病院への買収、合併、提携の動きは継続的に増えるだろう。

「インターネット＋医療」は新しい医療産業

　2015 年 3 月、中国の国会に相当する全国人民代表大会で、李克強首相
が政府活動報告において、「互聯網＋（インターネットプラス）行動計画」
を提出した。
　2015 年 7 月 4 日に国務院が「"互聯網＋（インターネットプラス）" 行動
を積極的に推進することに関する指導意見」を発表した。「互聯網＋（イ
ンターネットプラス）」はつまり、インターネット技術と従来型産業が結び
つくことであり、あらゆる産業と連携し、従来の産業の新たな発展の推進
を目指す。例えば、「インターネット＋医療」では、医療現場での患者の
個人情報と治療情報をストックしたビッグデータを活用すれば、同様の兆
候が見られる患者への予防医療や、患者に対するより適切な医療サービス
を提供できるようになる可能性が広がる。医療衛生情報システム構築と
は、医療機関の IT 化による病院経営の効率化、遠隔医療、医療衛生関連
データの電子化等のシステムを構築することである。「インターネット＋

医療」は、二つのサービス対象がある。1. 地域病院連携（地域間・病院間・病院内の IT 情報連携）を主とする病院向け医療 IT プラットフォーム構築 HIS、PACS のような医療 IT システム。2. 個人向け医療、予防領域サービス開発、提供である。

　「インターネット＋（プラス）」の推進により、医療 IT 化のニーズが大きく、ネット大手が公立病院の民営化に参入、医療政策と医療ビックデータ活用し、「インターネット＋医療」医療サービス分野での事業が拡大していく。中国の IT 企業の代表格と言えば、百度（Baidu）、阿里巴巴（Alibaba）、騰訊（Tencent）であり、インターネットサービスのほぼ全領域を網羅している。2016 年 11 月の時点で、個人向け医療 IT 領域の中国のモバイルインターネット医療ネット企業は 40 社前後、うち 30 社は 2015 年以後に立ちあがった。「雲医院」「春雨医生」「好大夫」「微医」「烏鎮互聯網医院」などがある。

　「移動互聯網（モバイルインターネット）」、「雲計算（クラウドコンピューティング）」、「大数据（ビッグデータ）」、「物聯網（モノのインターネット＝IoT）」などの新しいインターネット技術全体を使って、モバイル医療アプリ APP は主に基本的な遠隔診療機能を提供できる。僻地の患者でも、モバイルヘルスケアアプリを通して、初期段階での診断や治療といった医療サービスを受けることが可能となる。オンライン薬局と連携すれば、薬の処方箋も発行する。ネット医療は、地域間格差を減らすことができるのである。中国のオンライン医療システムは成長している。オンライン薬局の数は 2011 年の 28 から 2016 年には 387 に増加している。中国におけるオンライン薬局ビジネスは、新たな法規制やさまざまな競合の参入により急速に変化している。オンライン薬局は病院や地方行政と協力し、医師からの処方箋があれば患者がオンラインでも薬を購入できる試験プログラムに取り組んでいる。2016 年、モバイルインターネット医療の市場規模は 100 億元を超えた。

　「烏鎮互聯網医院」は、2015 年 11 月にインターネット病院として初めて認可された。遠隔医療でオンラインで問診、外来予約が可能、貴州省、四川省の医療保険なら給付可能である。

　「浙大一院（浙江大学第一病院）互聯網医院」は、オンラインで処方可能、

薬剤師がチェックした後、患者がオンラインで薬を購入できる。検査の予約、入院の予約および支払いもオンラインで可能である。

「医聯」は、診療所のプラットフォームとして、登録数 5,000 クリニック、40 万医師、月 5,000 名の患者紹介、15,000 回の遠隔診療を達成している。

「春雨医生」は、2016 年 8 月からオンラインで遠隔診療が可能。登録医師 50 万人、ユーザ 9,000 万人。大手 IT 企業と医療 AI を開発しはじめた。

「春風吹」は、オンライン薬局の薬配達サービスで、阿里巴巴傘下の阿里健康が出資している。

中国政府は、医療の地域差を解決できるツールとして、効果的、効率的、そして安価な医療サービス提供できる「インターネット＋医療」を歓迎している。今は「インターネット＋医療」関連の法律条例などはなく、これから整備できれば、より安全、より便利な新しい医療産業として普及していく。

今後の期待

中国の医療制度改革と同時に、今後の少子高齢化社会に適応する社会保障制度を整備することが必要である。経済の発展と IT 技術の進歩、政府投入の増加、医療質の向上と高齢者介護・福祉制度や介護保険制度の設立に期待する。

参考文献
1　「中国衛生統計年鑑」および「中国衛生和計画生育統計年鑑」
2　「医学界　2017 年度中国医学院総合ランキング」
3　「国家臨床医学研究中心五年（2017-2022）発展計画」
4　「"互聯網＋（インターネットプラス）"行動を積極的に推進することに関する指導意見」
5　「一帯一路構想」
6　「全国医療衛生サービス計画綱要」

第7章　セコムの事業とインド進出

セコム株式会社常務取締役・セコム医療システム株式会社取締役会長
布施達朗

はじめに

1962 年、日本で初めての警備保障会社として設立されたセコム株式会社（設立当時、日本警備保障株式会社）は、「信頼される安心を、社会へ。」のコーポレートメッセージの下、「安全・安心・快適・便利」なさまざまなサービスを提供している。

セキュリティ事業以外には、防災事業、メディカル事業、保険事業、地理空間情報サービス事業、BPO・ICT 事業、国際事業、不動産事業の各分野で事業を展開し、「安全・安心」で「快適・便利」なシステムやサービスを提供する「社会システム産業」の構築を目指している。

2017 年 5 月には、2030 年に向けた新ビジョン「セコムグループ 2030 年ビジョン」を発表した。

このビジョンの下、変わりゆく社会に、変わらぬ安心を提供していくため、さまざまな新サービスを提供していく予定である。

メディカル事業の開始に先駆け、セコムでは 1981 年に日本で初めて発売した「セコム・ホームセキュリティ」（発売当時、マイアラーム）のオプションサービスとして、救急通報システム「マイドクター」を 1982 年に提供開始。お客様の住宅の防犯・防火サービスだけでなく、ご自宅に住んでいらっしゃるお客様の「健康」を守るサービスをスタートした（図 7-1、2）。

1988 年にはアメリカの救急医療会社を、1989 年には同国の在宅医療会社を買収した。現地においてノウハウを蓄積した後、1991 年、民間では

図7-1　「セコムグループ2030年ビジョン」

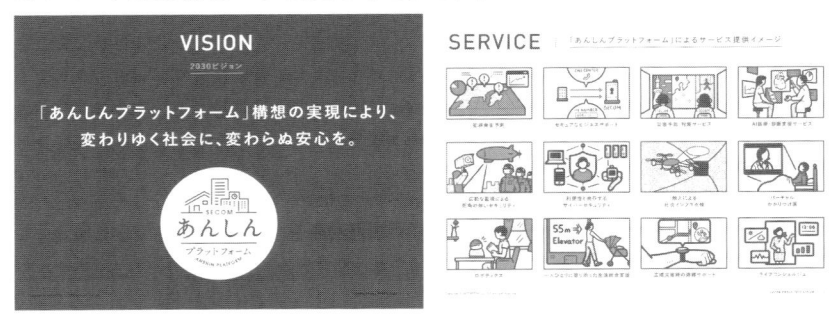

セコムと想いを共にするパートナーが参加してさまざまな技術や知識を持ち寄り、暮らしや社会に安心を提供する社会インフラである。

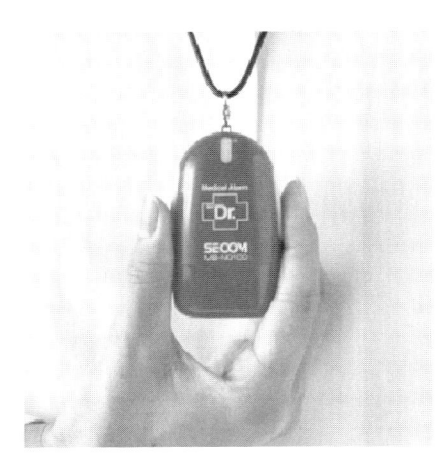

図7-2　マイドクター

「セコム・ホームセキュリティ」のオプションサービスとして提供する救急通報システム。

日本初となる在宅医療サービス（訪問看護サービス、薬剤提供サービス）を開始した。

セコムのメディカル事業

　1991年、日本で初となる在宅医療サービスを開始したセコム株式会社は、グループ会社のセコム医療システム株式会社やその他関連会社を通じて、「医療」「介護」「健康・予防」「ICT（医療・ヘルスケア）」の分野にお

いて、さまざまな事業展開を行っている。

1.　健康・予防分野の事業展開

1）会員制健康管理事業

東京都千代田区二番町にある医療法人社団あんしん会四谷メディカルキューブと連携し、会員向け健康管理サービスである「セコム健康くらぶKENKO」を販売している。約800名の会員に対し、がんの早期発見が可能なPET検診を含む人間ドックのほか、主治医による24時間、365日対応可能な医療相談サービスを実施している。

2）健康食品

セコムの薬剤師、管理栄養士などが、商品の安全性を徹底的に追求した健康食品の開発、販売を行っている。セコムの健康食品は、身体を内側から「守る」ことにより、一歩先をいく「より積極的な健康づくり」のために、「からだ元気に美しく」＝「Vitality & Beauty Innovation」をコンセプトとした健康食品「からだ ViBI」シリーズとして、さまざまなサプリメントを提供している。

2.　医療分野の事業展開

1）訪問看護サービス

1989年、米国の在宅医療会社を買収後、社員を派遣してノウハウを蓄積し、1991年に民間では日本初となる訪問看護サービスをスタートさせた。当時は、訪問看護は医療保険の対象外であったため、100%自費であった。訪問看護サービスは、医師の指示の下、訪問看護ステーションからご自宅で療養されるご利用者宅に訪問し看護サービスを提供するもので、現在では医療保険、介護保険の適用となっている。セコムでは現在、全国36ヵ所の訪問看護ステーションを運営している（図7-3）。

2）薬剤提供サービス

自費による訪問看護サービスの開始と同じ1991年に、患者様のご自宅に点滴などの薬剤を提供する薬剤提供サービスをスタートした。セコム薬

図 7-3　訪問看護

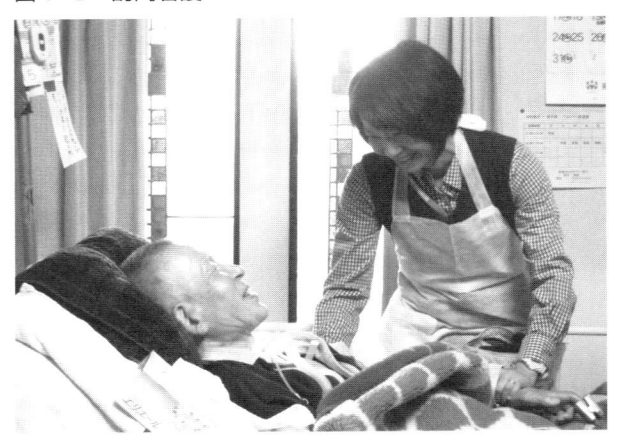

病気や障害を持った人が「住み慣れた家」で、その人らしい生活ができるよう看護サービスを提供している。

図 7-4　薬局での無菌調剤

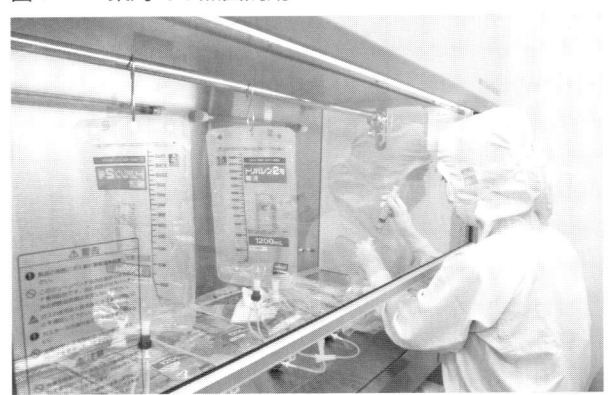

院外処方箋の受け付けのほか、在宅で療養されている方に薬剤、医材料、衛生材料を提供している。

局新大阪は、注射薬の無菌調剤を行うクリーンベンチを備えており、患者様宅で訪問服薬指導を幅広く行っている。在宅中心静脈栄養法・在宅経管栄養法・在宅疼痛管理・在宅抗癌剤治療などにも対応可能で、ご自宅で療養されている方の支援に力を入れている（図 7-4）。

3. 医療 ICT 分野の事業展開

1）電子カルテ事業

　セコムでは、2001 年よりクラウド型電子カルテの販売を開始している。クラウド型で、セコムの安全な情報ネットワークを介して、いつでも・どこでも利用することができる。電子カルテ情報は全てセコムのデータセンターで預かり、災害にも強く、常に最新のアプリケーションを利用することができる。レセプトオンライン請求にも対応しており、患者様のご希望や必要に応じたカルテ開示や医療機関同士が地域医療連携を目的に診療録を共有することもできる。また、画像ファイリングシステムや医療用画像管理システム（Picture Archiving and Communication Systems：PACS）や心電図システムと連携をすることでフィルムレスや完全ペーパーレスが可能となっている。

2）遠隔画像診断支援サービス

　セコムの遠隔画像診断支援サービス「ホスピネット」は、契約先の医療機関で撮影された CT や MRI などの検査画像をセコムの読影センターに送信し、放射線診断専門医が読影レポートを作成する主治医をサポートするシステムである。1994 年のサービス開始当時、日本では放射線診断専門医が少なく、セコムはオンライン・セキュリティシステムを提供する中で培ってきた通信技術や画像圧縮技術を応用して遠隔画像診断の研究開発に取り組んだ。商用としては国内初の遠隔画像診断支援サービス「ホスピネット」をスタートさせ、遠隔画像診断事業の草分けとなった（図 7-5）。

4. 提携病院、病院関連事業

　セコムでは、病院運営支援事業も実施している。セコムの提携病院は、北海道地区には、ドクターヘリを持つ高度急性期病院で医療法人渓仁会

図 7-5　遠隔画像診断支援サービス「ホスピネット」

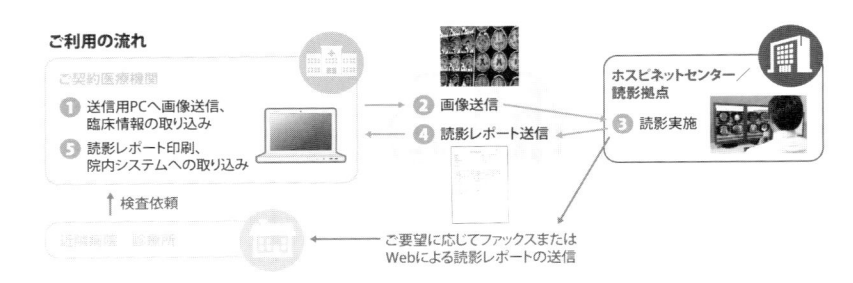

経験豊富な放射線診断専門医が迅速に読影し、画像診断をサポートしている。また、医療の地域格差の改善も目指している。

が運営する手稲渓仁会病院、療養型、回復期を中心とした札幌西円山病院、定山渓病院、札幌渓仁会リハビリテーション病院がある。

　千葉地区には、医療法人社団誠馨会が運営するセコメディック病院、千葉メディカルセンター、総泉病院、千葉中央メディカルセンター、心臓手術で有名な新東京病院がある。

　また、医療法人社団輝生会は、東京地区で初台リハビリテーション病院、成城リハケア病院、千葉地区で船橋市立リハビリテーション病院を運営している。

　東京地区には、社会福祉法人康和会久我山病院、医療法人財団荻窪病院がある。

　神奈川地区には、医療法人横浜博萌会西横浜国際総合病院、医療法人社団三喜会鶴巻温泉病院、横浜新緑総合病院がある。

　関西地区には、医療法人讃和会友愛会病院、医療法人晋真会ベリタス病院、医療法人財団神戸海星病院の 3 病院がある。

　その他、医療法人社団あんしん会 四谷メディカルキューブをはじめ、提携クリニックが 18 ある。

　セコム提携医療機関は、全国 20 ヵ所の病院と 18 ヵ所の提携クリニックからなり、病床数は約 6,000 床である。常勤医師は 943 名、常勤看護師は 4,276 名（2019 年 3 月現在）となっている。病院関連事業としては、医薬品の共同購入を行うセコムメディファーマ株式会社、医療機器卸の株式会社

マックがある。

5. 介護事業

　介護事業では、訪問介護ステーションが3ヵ所、複合型サービス拠点の在宅総合ケアセンターが2ヵ所。通所介護は、神奈川地区を中心に6ヵ所運営している。セコムの居住系施設は、健常型老人ホームとして、横浜市青葉区にコンフォートガーデンあざみ野、神戸市灘区にコンフォートヒルズ六甲、世田谷区成城にサクラビア成城、町田市にコンフォートロイヤルライフ多摩の4ヵ所を運営している。

　また、関連会社の株式会社荒井商店グループでは、リーフエスコートあざみ野など4ヵ所のサービス付き高齢者向け住宅のほか、介護型有料老人ホームを世田谷区、杉並区、港区を中心に12ヵ所運営している。

6. セコム医療システムの事業戦略

　アメリカのクリーブランドは、かつては重工業が中心となり地域経済を引っ張ってきたが、1960年以降衰退し、現在はクリーブランドクリニックを中心とした、ヘルスケア産業が地域経済を支えるようになっている。日本でも同じように既存産業が衰退した街の再生や、産業としてヘルスケア産業が地域を支える存在になりえるのではないかと考えている。ヘルスケア産業は、地域において雇用を創出し、世界的に高いレベルの医療サービスを提供することで、海外からの患者を受け入れることも可能であると考えている。

　セコムでは、高齢者見守りサービス、医療サービス、介護サービス、健康・予防サービスをICTでシームレスに繋ぎ、地域医療連携モデルを構築している。「安全・安心・快適・便利」な社会の実現に向け、国内・外でサービスを展開していきたいと考えている。

セコム医療の海外事業展開

1. 背景

少子高齢化が進む日本において、2025年には団塊の世代が75歳以上の

後期高齢者となり、社会保障費の一層の増加が予想されている。また、少子化は労働人口やそれに伴う税収の減少にも繋がり、医療保険、介護保険を支える国の財源は、非常に厳しくなるものと予想されている。

　一方、安倍政権では国家の成長戦略として「投資の促進」「人材の活用強化」「新たな市場の創出」「世界経済とのさらなる統合」を掲げている。

　「人材の活用強化」分野では、高度な外国人材が日本で活躍しやすくできるよう「経済連携協定（EPA）制度」や「技能実習制度」により海外からの人材の受け入れを推進している。また、「新たな市場の創出」分野では、日本や世界が直面している社会課題のうち、「日本が国際的に強み」を持ち、「グローバル市場の成長が期待」でき、「一定の戦略分野が見込める」テーマとして、①医療、②農業、③エネルギー、④インフラの四つのテーマを選定し、医療産業の国際輸出の推進を推奨している。

　セコムではこのような状況に鑑み、EPA制度が始まった2008年より外国人看護師や介護士の受け入れを行ってきている。また、提携病院の経営支援を通じて、病院経営のノウハウや人材が蓄積してきたことから、新たな海外市場に注目し、リサーチを進めた。その中から、2011年にインドにおける病院事業進出を決定し、海外における病院事業に乗り出した。

2. インドの市場性

　インドは、人口13億人（2019年、世界2位）で、2027年には世界1位となる見込みである。経済も急速に発展しており、毎年約7％程度の経済成長を遂げている。中でも都市部の成長が顕著で、若年齢層が多く、富裕層とアッパーミドル層が増加している。また、英語が公用語であり、コミュニケーションも取りやすい。

3. インドにおける医療の現状

　医療体制、保険制度については、医療、労災、年金などは、公務員だけが対象となっている。富裕層は、民間の保険を利用し、多くの国民は国営や州政府が運営する病院（外来は無料、費用は低額）を利用している。人口（千人）当たりの医療提供体制は経済協力開発機構（Organisation for Economic Co-operation and Development：OECD）平均と比べても著しく低

図 7-6　図表でみる世界の保険医療（2015 年）

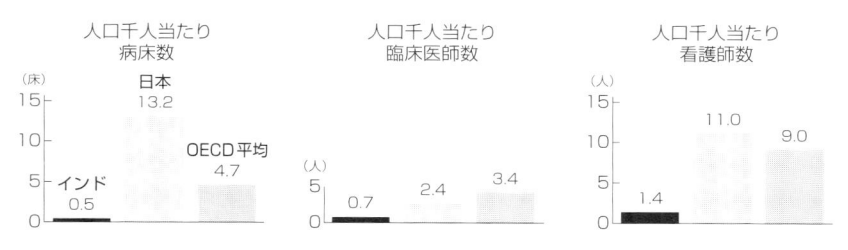

出所：OECD インディケータ（2017 年版）より作成

く（OECD 平均：インド　病床数 4.7：0.5、医師 3.4：0.7、看護師 9.0：1.4）、政府は民間による病院進出を奨励している（図 7-6）。一方で、英語が公用語のため、多くの医師が米国や英国に留学しており、医療技術水準は高い。

4. SAKRA WORLD HOSPITAL　概要

　インド南部、カルナータカ州ベンガルール（バンガロール）にある SAKRA WORLD HOSPITAL は、セコム医療システム株式会社、豊田通商株式会社、国際協力銀行（Japan Bank for International Cooperation：JBIC）の 3 社が株主となって運営している。インド病院事業が安倍政権の「第三の矢」における「国際展開戦略」の趣旨に沿うものであったため、政府支援の一環として政府系金融機関である JBIC からの出資を受け入れた。

　開院は 2014 年 1 月で、同年 3 月に病棟もオープンした。病床数は 294 床（ICU・CCU・NICU　78 床）である。コアセンターは、心臓・循環器、脳・スパイン、消化器、整形外科、救命救急であり、その他、産婦人科、小児科、泌尿器科、形成外科、皮膚科、眼科、リウマチ科、糖尿・内分泌科などの診療科目もある総合急性期病院である。医療設備としては、CT、MRI、ハイブリッド手術室、透析、リハビリテーションセンターを完備している。職員数は 1,031 人（医師 200 人、看護師 384 人他、2019 年 3 月末時点）おり、1 日の外来患者は 778 人 / 日、入院患者は 162 人 / 日（2019 年 3 月末時点）となっている。

　患者はインド人の所得が中〜上位層が中心であるが、ベンガルールには

200 社以上の日本企業が進出しているため、毎日 10 人前後の日本人患者も来院している。

　インドは外資の病院事業を積極的に受け入れているが、完全に外資系だけによる病院は SAKRA WORLD HOSPITAL が初めてであり、日本資本としても初めての病院である。

　インドは、いまだに病床不足の状態であり、2017 年 8 月には近隣に 200 床規模の外資系病院がオープンした。

5. SAKRA WORLD HOSPITAL のロゴマークおよびビジョンと基本理念

　病院名は、日本の「桜（Sakura）」とインドの古い言葉で神聖な意味を持つ「Powerful/ Ruler of Heaven (Sakra)」を由来としている。ロゴは優しさ、高品質、育み、共感の願いを込めた 4 枚の花びらをモチーフにしている。

　ビジョンは、「We commit to medical care that enhances the quality of human life.（私たちは医療を通じて人々の生活の質向上を約束します）」である。

　また、基本理念は、【SAKRA initiative】① Patient Centered Care（患者中心の医療）、② High Quality and Ultimate Safety System（高い質と最高の安全システム）、③ Abundant Medical Cases and Clinical Education（豊富な診療実績と臨床教育）、High Efficiency, Transparent and Fair

図 7-7　SAKRA WORLD HOSPITAL 外観とロゴマーク

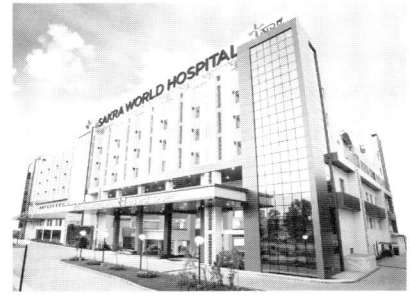

「最前の医療サービスで患者様のより良い生活をサポートする」という使命のもと、インドの医療に貢献している。

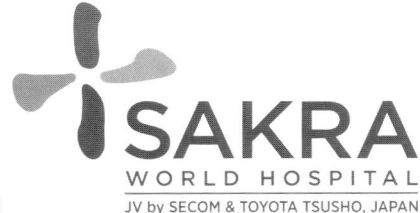

優しさ、高品質、育み、共感の願いを込めた 4 枚の花びらがモチーフである。

Organization（高い効率、オープンで公正な組織）であり、この理念を基に全職員が診療、ケアを提供している（図 7-7）。

6. SAKRA WORLD HOSPITAL の組織体制

　開院前の SAKRA WORLD HOSPITAL の組織についてインド人と議論をしたが、診療部の中に看護部を配置する案が提示されてきた。日本や欧米の医療機関では看護部は独立した組織として重要な役割を担っているため、看護部を独立した部門として設置した。また、医療安全を担当する部署もなかったため、独立した部門として設置し、日本から医療安全専任の看護師を呼び配置した。現在重要な役割を果たしている。その他に、方針管理委員会や法人本部、企画専門のチーム（病院運営補佐）も配置して病院運営にあたっている（図 7-8）。

7. 日本式病院管理手法の導入

　セコムの提携病院などから看護師を派遣し、医療安全体制整備を推進しており、中でもインシデント・アクシデントレポート制度の強化を進めている。今まで報告してこなかった事案でも数多く報告するようにキャンペーンを実施したところ、報告件数が実施前の 10 倍になっている。合わせて、医療安全教育にも力を入れており、5S（整理、整頓、清掃、清潔、躾）や危険予知訓練をベースとした教育を病院全体で実施している。

　医療監査においては、日本医療機能評価機構（Japan Council for Quality Health Care：JCQHC）の公認監査役の医師により医療監査を実施した。インドの病院の 1％しか取得していない機能評価認定 NABH（National Accreditation Board for Hospitals and Healthcare Providers）については、病院全体で準備を重ね、2016 年 1 月 15 日に取得することができた。

　日本の病院では通常取り入れられている Clinical Path はインドにはなく、診療科別・疾病別の Clinical Path を作成し使用している。さらに、2015 年 3 月より毎月 TOYOTA の KAIZEN チームが「カイゼン活動（無駄を省く）」を実施している。院内倉庫から院内物流を重点的に実施し、年単位の「品質管理戦略」に基づき医療サービスの質管理を実施しており、インド人からも高い評価を得ている。2018 年からは、「薬剤在

図 7-8 SAKRA WORLD HOSPITAL 組織図

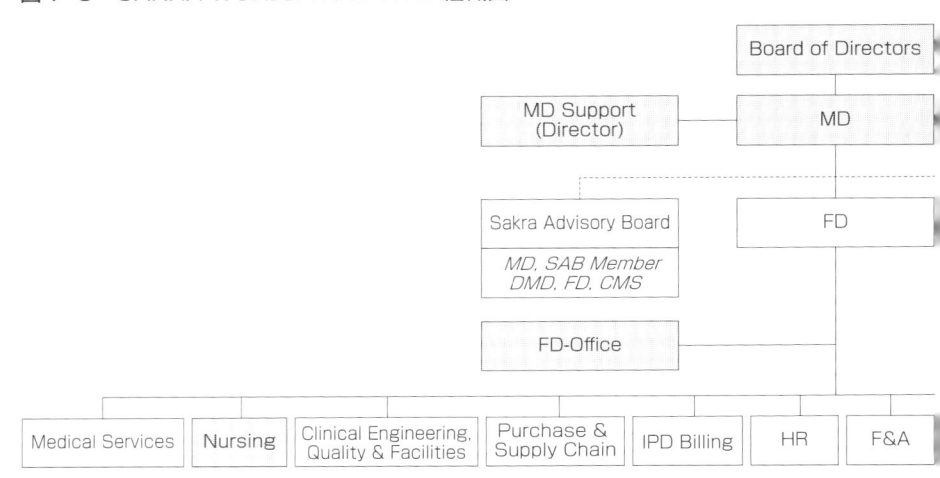

庫の低減」を開始し、合わせて部署ごとに改善活動を推進する「Kaizen championship」を開催している。

インド人医師の多くは、アメリカやイギリスに留学しているため非常に診療の質が高い。一方、看護師教育制度が未整備で看護師のレベルが低いのが大きな問題であるため、人事評価制度に連動する教育プログラムを構築して実施している。また、医療職以外のキャリアプランもないため、こちらについても整備を進めているところである。

海外とインドの医師の国際交流も進めており、2014 年には、第1回

図 7-9 第 1 回 SAKRA Cardiac Confluence「East meets West in India」

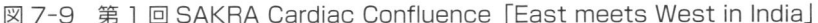
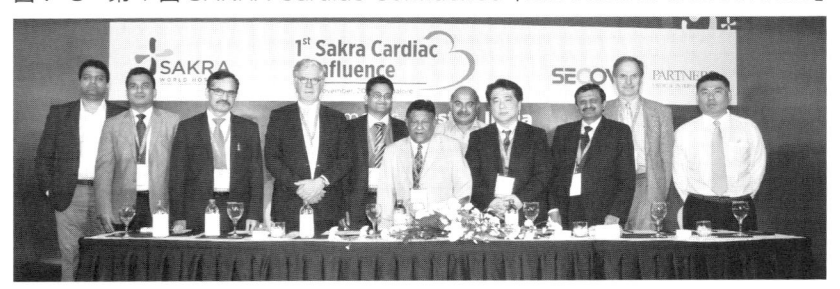

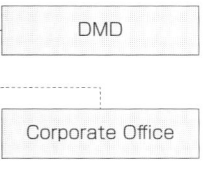

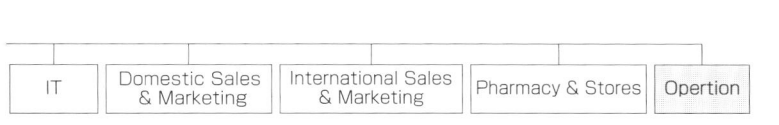

SAKRA Cardiac Confluence「East meets West in India」を開催した（図 7-9）。セコム提携病院である新東京病院の中村淳院長、Harvard 大学から循環器のドクターを招聘して、心臓疾患（心臓外科・循環器内科）の公開カンファレンスを開催した。インド広域から 280 人の医師が参加し、活発な議論が交わされた。

　また、セコム提携病院との交流も活発に実施しており、循環器内科、整形外科、消化器内科、リハビリテーション科の医師をインド側に派遣したり、SAKRA WORLD HOSPITAL から日本に訪問して日本の現状を学んでもらう活動を行っている。

　その他に、元新東京病院心臓血管外科部長で、現在、順天堂大学医学部附属順天堂医院心臓血管外科科長（前院長）兼医学部大学院医学研究科教授天野篤先生が 2015 年 2 月に SAKRA WORLD HOSPITAL を訪問し、ドクターとのカンファレンスを実施した。

　また、2016 年 11 月には、SAKRA WORLD HOSPITAL と北海道大学病院が共同で脳神経外科医向けに献体を使用した解剖セミナーを開催した。2016 年 12 月には、北海道大学と国際協定を締結。2017 年 10 月には、SAKRA WORLD HOSPITAL の医師 2 名が北海道大学客員教授に就任し

た。このように、セコム提携病院以外の日本国内の医療機関とも連携を進めており、今後も積極的に推進していきたいと考えている。

8. 日本式医療の輸出、その他の取り組み

「モデル病棟プロジェクト」を始動しており、プロジェクトマネジメントの手法を活用し業務改善を推進している。また、「接遇委員会」を設置して日本流ケアリングマインドの導入を進めている。さらに、「看護提供体制の見直し」として PNS（Partnership Nursing System）の一部を導入し、残業時間の削減などに取り組んでいる。2017 年からは、「患者満足度改革」を進めており、接遇教育の強化、診療待ち時間の短縮を進めている。同時に「職員満足度改革」を進め、離職防止や職員間のコミュニケーション向上施策の実施や教育機会の提供を行っている。

また、インドには健診システムがないため、国際協力機構（Japan International Cooperation Agency：JICA）の補助金事業を活用してベンガルールの農村部を訪問して健診を実施した（図 7-10）。その中から重症者については、SAKRA WORLD HOSPITAL での治療を実施している。日本の健診システムは非常に優れており、他のアジアの国々においても展開の可能性があるのではないかと考えている。

図 7-10　農村訪問時の様子

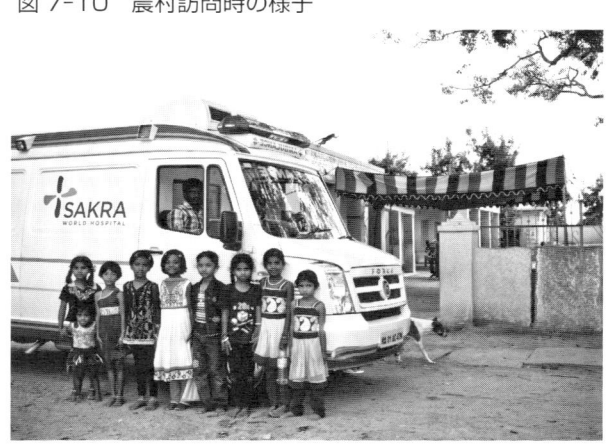

9. マーケティングと営業活動

インドは、治療目的で訪問する医療ツーリズムが非常に盛んである。ア
ラブ諸国やアフリカからの訪問が多くあり、アラブ諸国やアフリカの留学
生が窓口となって滞在中の送迎や通訳を担当している。海外留学経験が
ある医師による診療のため高い医療水準の治療を受けられるだけではなく、
同じ水準の治療が他の国に比べて安価に提供されている。

営業活動は、おおむね日本と同じようにクリニックへの医師派遣や救急
隊へのアプローチを行っている。インドで特徴的なのは、企業向けの営業
活動を行っていることである。インドは、個人が加入する民間医療保険を
利用して診療を受けるため、保険会社によって受診できる病院に制限があ
る。当病院を受診可能な医療施設として採用してもらえるように、企業を
積極的に訪問して契約企業を増やしている。

日本では広告規制があり医療機関が自由に広告などを出すことはできな
いが、インドでは街頭看板や新聞広告も出すことができる。

10. SAKRA WORLD HOSPITAL の今後について

2016年9月には、SAKRA WORLD HOSPITAL があるカルナータカ州
で水不足による暴動が州全体で発生し、非常事態宣言が発令されて5日間
の外出禁止となった。また、同年11月8日に突然、翌9日より高額紙幣
1,000ルピー・500ルピーの使用を禁止するという政府命令が出されたため、
経済活動に大きな混乱が生じた。インドの病院では、入院の際は、治療費
をあらかじめ病院にデポジットする方式をとり、退院時に入院治療費を差
し引いて差額を返金するため、大きな影響を受けた。

開院以来計画を上回るスピードで順調に売り上げを伸ばしてきていたが、
一時的ではあるが外部要因により病院経営に大きな影響を与える事態が立
て続けに発生した。このような事業環境ではあるが、インドと日本の医
療の良い部分を取り入れた独自の医療提供体制の構築を目指し、SAKRA
WORLD HOSPITAL の経営を盤石なものとしていくことが最優先事項で
ある。

2018年からは、診療の高度化、医療の質向上のために「専門医臨床研
究制度」「看護サービスの改善」を進めている。また、インドの社会課題

となっている「郊外の医療機関不足」「がん患者の増加」に対する施策も検討中である。

　2019 年には、企業向けの健康診断患者の対応と更なる集患のために「SAKRA PREMIUM CLINIC」を開院した。

　将来的には、SAKRA WORLD HOSPITAL を増床し、教育、研究までカバーするコア病院とし、周りに中規模の病院を開院し、SAKRA PREMIUM CLINIC との連携も強化しながら、ハブ＆スポークモデルの展開や在宅事業などへの参入も検討していきたいと考えている。

第8章　アメリカにおける高齢者ケアについて

東京医科歯科大学大学院歯学部口腔保健衛生学専攻
地域・福祉口腔機能管理分野非常勤講師　遠藤慶子

はじめに

　日本は1955年頃まで、農業や自営業者、零細企業従業員を中心に国民の約3分の1に当たる約3,000万人が無保険者で、社会問題になっていた。その後1958年に国民健康保険法が制定され、61年には全国の市町村で国民健康保険事業が始まり、「誰でも」「どこでも」「いつでも」保険医療が受けられる体制が確立した。しかし、現在持続可能が懸念される日本の社

図8-1　地域包括ケアについて

○この植木鉢図は、地域包括ケアシステムの五つの構成要素（住まい・医療・介護・予防・生活支援）が相互に関係しながら、一体的に提供される姿として図示したものです。
○本人の選択が最も重視されるべきであり、本人・家族がどのように心構えを持つかという地域生活を継続する基礎を皿と捉え、生活の基盤となる「住まい」を植木鉢、その中に満たされた土を「介護予防・生活支援」、専門的なサービスである「医療・看護」「介護・リハビリテーション」「保健・福祉」を葉として描いています。
○介護予防と生活支援は、地域の多様な主体によって支援され、養分をたっぷりと蓄えた土となり、葉として描かれた専門職が効果的に関わり、尊厳ある自分らしい暮らしの実現を支援しています。

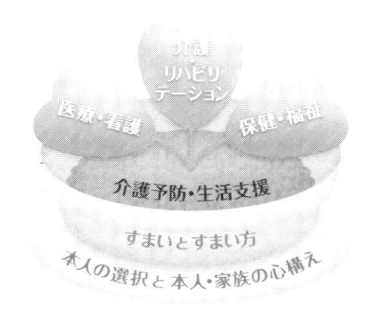

図 8-2 地域包括ケアシステム

○団塊の世代が 75 歳以上となる 2025 年を目途に、重度な要介護状態となっても住み慣れた地域で自分らしい暮らしを人生の最後まで続けることができるよう、**住まい・医療・介護・予防・生活支援が一体的に提供される地域包括ケアシステムの構築を実現**していきます。
○今後、認知症高齢者の増加が見込まれることから、認知症高齢者の地域での生活を支えるためにも、地域包括ケアシステムの構築が重要です。
○人口が横ばいで 75 歳以上人口が急増する大都市部、75 歳以上人口の増加は緩やかだが人口は減少する町村部等、**高齢化の進展状況には大きな地域差**が生じています。
地域包括ケアシステムは、**保険者である市町村や都道府県が、地域の自主性や主体性に基づき、地域の特性に応じて作り上げていく**ことが必要です。

地域包括ケアシステムの姿

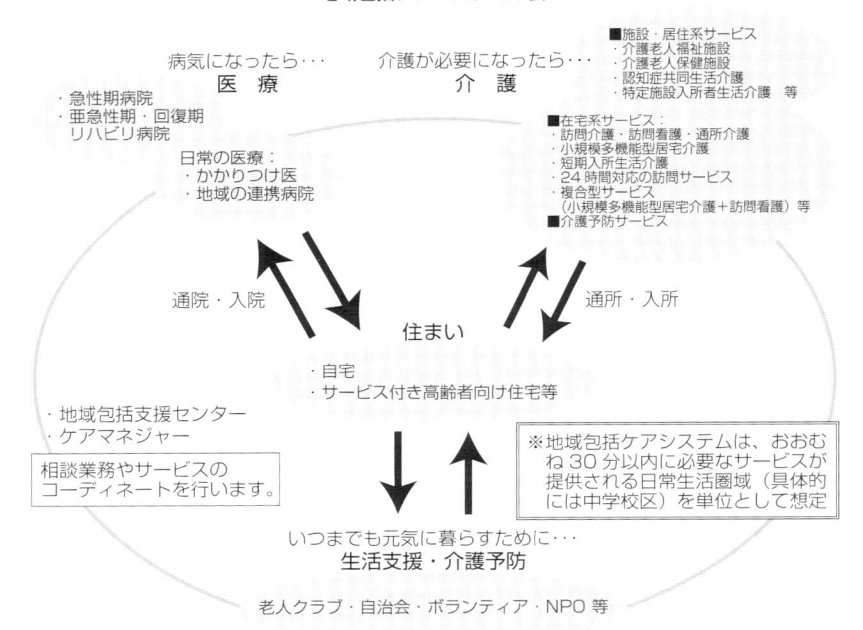

出所：平成 28 年 3 月「地域包括ケア研究会報告」より

会保障制度の中で、医療保険制度は特に今後の給付増が見込まれる大きな問題になっている。そこで医療・介護・予防・住まい・日常生活という五つの視点（図8-1）からの高齢者ケアに取り組む“地域包括ケアシステム”の構築が急がれているが、医療と介護が連携できる体制は遅々として進まない状況にある。

　地域包括ケアシステムとは、厚生労働省が2025年を目途に高齢者の尊厳の保持と自立生活の支援の目的のもとで、可能な限り住み慣れた地域で、自分らしい暮らしを人生の最期まで続けることができるよう、地域の包括的な支援・サービス提供体制（図8-2）の構築を目指すものである。

　周知のようにアメリカには国民皆保険制度が存在していないので、医療費が非常に高い状況にある。主な公的医療保険は、高齢者向けのメディケアと低所得者向けのメディケイドに限定され、それ以外の国民は雇用主提供の民間医療保険に加入しているか無保険のままになっている。アメリカでは医療保障の財源もサービスも市場に委ねられているので、無保険者や低所得者などの“医療弱者”は医療保険から排除されかねないリスクにさらされている。そこで家族介護や自己負担といった私的な負担のウェートが日本以上に高いのが現状となっている。その中で要介護高齢者への長期ケアを“包括ケア”という手法で医療費を抑え、質の高いケアを提供しているプログラム PACE（Program of All-inclusive Care for the Elderly）があることを知り、2018年にオレゴン州ポートランドで見学してきた。

　医療保険のないアメリカで大きな成果を上げている保健・医療・福祉の連携による地域医療（地域包括ケアシステム）の一形態である PACE を紹介する。

アメリカの医療保障制度

1. アメリカの医療費の国際比較

1）医療費と医療資源

アメリカの医療を国際比較することによって、その特徴を知る。

　アメリカの特徴は、表8-1の「OECD加盟国の医療費の状況（2012年）」より明らかなように高い医療費にある。アメリカの国民医療費は2012年

表8-1　OECD 加盟国の医療費の状況（2012年）

国名	総医療費の対GDP比（%）	順位	1人当たり医療費（ドル）	順位	国名	総医療費の対GDP比（%）	順位	1人当たり医療費（ドル）	順位
アメリカ合衆国	16.9	(1)	8,745	(1)	イタリア	9.2	(19)	3,209	(19)
オランダ	11.8	(2)	5,099	(4)	オーストラリア	9.1	(20)	3,997	(13)※
フランス	11.6	(3)	4,288	(11)	フィンランド	9.1	(20)	3,559	(16)
スイス	11.4	(4)	6,080	(3)	アイスランド	9.0	(22)	3,536	(17)
ドイツ	11.3	(5)	4,811	(6)	アイルランド	8.9	(23)	3,890	(14)
オーストリア	11.1	(6)	4,896	(5)	スロバキア	8.1	(24)	2,105	(27)
デンマーク	11.0	(7)	4,698	(7)	ハンガリー	8.0	(25)	1,803	(29)
カナダ	10.9	(8)	4,602	(8)	韓国	7.6	(26)	2,291	(26)
ベルギー	10.9	(8)	4,419	(10)	チェコ	7.5	(27)	2,077	(28)
日本	10.3	(10)	3,649	(15)	イスラエル	7.3	(28)	2,304	(25)
ニュージーランド	10.0	(11)	3,172	(20)※	チリ	7.3	(28)	1,577	(30)
スウェーデン	9.6	(12)	4,106	(12)	ルクセンブルク	7.1	(30)	4,578	(9)
ポルトガル	9.5	(13)	2,457	(23)	ポーランド	6.8	(31)	1,540	(31)
スロベニア	9.4	(14)	2,667	(22)	メキシコ	6.2	(32)	1,048	(33)
スペイン	9.4	(14)	2,998	(21)※	エストニア	5.9	(33)	1,447	(32)
ノルウェー	9.3	(16)	6,140	(2)	トルコ	5.4	(34)	984	(34)
イギリス	9.3	(16)	3,289	(18)					
ギリシャ	9.3	(16)	2,409	(24)	OECD 平均	9.3		3,484	

注：1.　各項目の順位は OECD 加盟国間におけるもの。
　　2.　※の数値は 2011 年のデータ。
出所：「OECD HEALTH DATA 2014」

に GDP 比で16.9%に達し、OECD 諸国の中で最も高くなっている。1人当たり医療費もアメリカは 2012 年 8,745 ドル（961,950 円、1ドル 110 円換算）で、日本 3,649 ドル（401,390 円、1ドル 110 円換算）の 2.4 倍、イギリスの 2.7 倍、フランス・ドイツ・カナダの約 2 倍に達し、世界で最も医療費が高い国となっている（表8-1）。

　また G7 諸国における総医療費（対 GDP 比）と高齢化率の状況（2012年）ではアメリカが対 GDP 比は第 1 位で日本は 10 位であるが、高齢化率は日本が第 1 位（24.1%）となっている。アメリカの高齢化率は 13.7%で第 26 位と低い（図8-3）。

図8-3　G7諸国における総医療費（対GDP比）と高齢化率の状況（2012年）

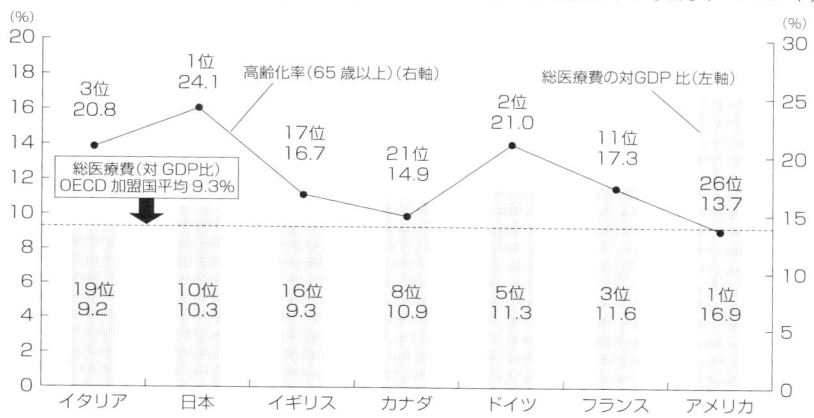

注：1. 順位は、OECD34ヵ国内によるもの。
　　2. OECDの「総医療費」には、国民医療費に加え、介護費用の一部（介護保険適用分）、
　　　民間の医療保険からの給付、妊娠分娩費用、予防に係る費用等が含まれていることに
　　　留意が必要。
出所：「OECD HEALTH DATA 2014」

2）貧弱な保健指数

　世界一の医療費を費やしているアメリカの保健指数はそれに見合ったものであろうか？

　アメリカはこれらの諸国に比べて依然として小さい。2016年には日本の平均寿命が83.38歳なのに比べて、アメリカの平均寿命は78.69歳となっている。格差は開く傾向にある（図8-4）。

　アメリカの平均在院日数（急性期病床）は6.1日でスウェーデンより長いが、日本、ドイツ、イギリスより短く、日本の5分の1となっている。

　人口千人当たりの病床数も3.1でドイツ、フランスよりも少なく、イギリス、スウェーデンとともに先進国の中では最低水準にある（表8-2）。

　医療分野で高度医療技術では最先端のアメリカは世界をリードしているが、日本との平均寿命の格差が広がる一方である。そこにはアメリカの社会問題や社会の仕組みがある。

　アメリカの医療費は高い上に、日本では加入が義務づけられている国民皆保険がアメリカにはないことも大きな要因になっている。また医療費の

図 8-4　アメリカと日本の平均寿命の推移

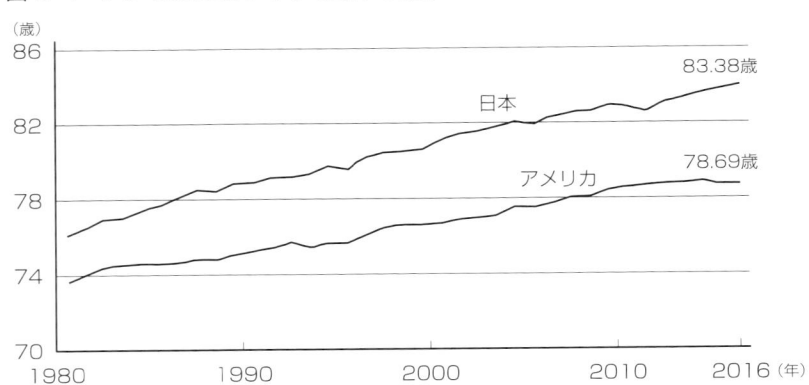

出所：World Bank—Data Indicators

価格決定の仕組みも日本とアメリカでは異なる。日本では診療報酬は厚生労働省によって決定されて2年に一度改定があるが、アメリカでは原則としてそれぞれの病院が決める。そこでアメリカの医療保険制度に加入していない人は、必要な医療保険によってまかなわれないので経済的負担が大きくなる。アメリカでは一般的に一度の診療で平均100ドルが必要になると言われている。

　成人肥満率（BMI30以上）もアメリカでは2006年に34.4％に達しており、OECD諸国中で最高となっている。これは生活習慣病の増大を通じて、医療費の膨張と平均寿命の短さなどの原因にもなっている。

　生活習慣病は高齢者と密接に関連した病気なので、アメリカの急性期中心の医療提供体制から慢性期の長期療養ケアにも十分対応できる体制へ転換していく必要性が高まってきた。

2. アメリカの医療制度

　アメリカでは受給資格のある人のみが公的医療保険制度に加入できる。主な公的保険制度としてはメディケア（Medicare）とメディケイド（Medicaid）がある。メディケアは、65歳以上の高齢者、身体障害を持つ人、および透析や移植を必要とする腎臓障害を持つ人を対象とした連邦政

表 8-2　医療分野についての国際比較（2012 年）

	アメリカ	イギリス	ドイツ	フランス	スウェーデン	日本
人口千人当たり総病床数	3.1[※1]	2.8	8.3	6.3	2.6	13.4
人口千人当たり急性期医療病床数	2.6[※1]	2.3	5.4	3.4	2.0	7.9
人口千人当たり臨床医師数	2.5[※2]	2.8	4.0	3.3[#]	3.9[※2]	2.3
病床百床当たり臨床医師数	79.9[※1]	97.7	47.6	48.7[#]	148.7[※2]	17.1
人口千人当たり臨床看護職員数	11.1[#]	8.2	11.3[※2]	8.7[#]	11.1[※2]	10.5
病床百床当たり臨床看護職員数	371.4[#]	292.3	138.0[※2]	143.6[#]	420.2[※2]	78.9
平均在院日数	6.1[※2]	7.2	9.2	9.1[※2]	5.8	31.2
平均在院日数（急性期）	5.4[※2]	5.9	7.8	5.1	5.6	17.5
人口1人当たり外来診察回数	4.0[※1]	5.0[※3]	9.7	6.7	3.0[※2]	13.0[※2]
女性医師割合(%)	32.7[※2]	45.7	43.7	42.1	46.2[※2]	19.6
1人当たり医療費（米ドル）	8,745	3,289	4,811	4,288	4,106	3,649[※1]
総医療費の対GDP比(%)	16.9	9.3	11.3	11.6	9.6	10.3
OECD加盟諸国間での順位	1	16	5	3	12	10
平均寿命(男)(歳)	76.3[※2]	79.1	78.6	78.7	79.9	79.9
平均寿命(女)(歳)	81.1[※2]	82.8	83.3	85.4	83.6	86.4

注：1.　※1は2010年のデータ、※2は2011年のデータ、※3は2009年のデータ。
　　2.　#は実際に臨床にあたる職員に加え、研究機関等で勤務する職員を含む。
　　3.　1人当たり医療費（米ドル）については、購買力平価である。
出所：OECD Health Data 2014 OECD Stat Extracts

府が運営する制度である。メディケイドが、低所得者を対象に、州政府と連邦政府によって運営されている。そのため、これらの制度の対象外になる人は民間の医療保険への加入を検討する。国勢調査局（US Census Bureau）の最新の統計結果によると、2016年の保険未加入者は全米で約2,810万人（国民の約8.8％）となっている。

表 8-3 主要国の医療保障制度概要

		日本(2014)	ドイツ(2013)	フランス(2013)
制度類型		社会保険方式 ※国民皆保険 ※職域保険および地域保険	社会保険方式 ※国民の約88%が加入。 ※被用者は職域もしくは地域ごとに公的医療保険に加入。一定所得以上の被用者,自営業者,公務員等は強制適用ではない。 ※強制適用の対象でない者に対しては民間医療保険への加入が義務付けられており,事実上の国民皆保険。	社会保険方式 ※国民皆保険(国民の99%が加入) ※職域ごとに被用者制度,非被用者制度(自営業者)等に加入(強制適用の対象とならない者:普遍的医療給付制度の対象となる)。
自己負担		3割 義務教育就学前 2割 70歳〜74歳 2割 (現役並み所得者は3割) ※平成26年4月以降に新たに70歳になる者 2割 同年3月末までに既に70歳に達している者 1割 75歳以上 1割 (現役並み所得者は3割)	・外来:2013年初より自己負担撤廃 ※それまでは同一疾病につき四半期ごとに10ユーロの診察料(紹介状持参者等は無料) ・入院:1日につき10ユーロ(年28日を限度) ・薬剤:10%定率負担(負担額の上限10ユーロ,下限5ユーロ)	・外来:30% ・入院:20% ・薬剤:35% (抗がん剤等の代替薬のない高額な医薬品は0%,胃薬等は35%,有用性の低い薬剤60%,ビタミン剤や強壮剤は100%) ※償還制であり,一旦窓口で全額を支払う必要あり(入院等の場合は現物給付)。 ※自己負担分を補塡する補足疾病保険が発達している(共済組合形式,国民の8割が加入)。 ※上記の定率負担のほか,外来診療負担金(1回ユーロ,暦年で50ユーロが上限),入院定額負担金(1日18ユーロ,精神科は13.50ユーロ)があり,これについては補足疾病保険による償還が禁止されている。
財源	保険料	報酬の10.00% (労使折半) ※協会けんぽの場合	報酬の15.5% 本人:8.2% 事業主7.3% ※全被保険者共通 ※自営業者:本人全額負担	賃金総額の13.85% 本人:0.75% 事業主:13.1% ※民間商工業者が加入する被用者保険制度(一般制度)の場合
	国庫負担	給付費等の16.4% ※協会けんぽの場合	連邦一般予算の健全化のため,2012年に補助上限である140億ユーロに達していた連邦補助が,2013年分は115億ユーロに削減された。	従来,国庫負担は赤字補塡に限定されていたが,1991年から国庫負担が増大。医療,年金等の財源として,一般社会拠出金(目的税)からの充当あり(税率:賃金所得の7.5%,うち医療分5.29%)。

スウェーデン(2013)	イギリス(2013)	アメリカ(2013)
税方式による公営の保健・医療サービス	税方式による国営の国民保健サービス(NHS)	社会保険方式(メディケア・メディケイド)
※全居住者を対象 ※広域自治体(ランスティングなど)が提供主体(現金給付は国の事業として実施) 注：ランスティングとは、日本の広域連合に相当する地方自治体の一つで、その数は20(18ランスティングと2リージョン)。国会と政府の出先機関であるレーンでは扱わない分野の行政である、地方自治を担当する。	※全居住者を対象	※65歳以上の高齢者および障害者等を対象とするメディケアと一定の条件を満たす低所得者を対象とするメディケイド。 ※国民皆保険になっておらず(いかなる医療保険の適用も受けていない国民が人口の15.4%(2012))現役世代の医療保険は民間が中心。
・外来 　：ランスティングが独自に設定 プライマリケアの場合の自己負担は、1回100〜200クローナ ※法律による患者の自己負担額の上限は全国一律1年間1,100クローナ。各ランスティングはこれより低い額を定めることもできる。 ※多くのランスティングでは20歳未満については無料。 ・入院 　：日額上限100クローナの範囲内でランスティングが独自に設定 ※多くのランスティングでは18〜20歳までは無斜。 ・薬剤 ：全国一律の自己負担額900クローナまでは全額自己負担 ※年間2,200クローナが上眼	原則自己負担なし ※外来処方薬については1処方当たり定額負担、歯料治療については3種類の定額負担あり。 なお、高齢者、低所得者、妊婦等については免除があり、薬剤については免除者が多い。	・入院(パートA)(強制加入) 〜60日：$1,184までは自己負担 61日〜90日：$296／日 91日〜150日：$592／日 ※生涯に60日だけ、それを超えた場合は全額自己負担 151日〜：全額自己負担 ・外来(パートB)(任意加入) 年間$147+医療費の20% ・薬剤(パートD)(任意加入) $325まで：全額自己負担 $325〜$2,970：25%負担 $2,970〜$4,750：47.5%負担(ブランド薬)／79%負担(ジェネリック) $4,750〜：5%負担または$2.65(ジェネリック)／$6.6(ブランド薬)の高い方
なし	なし ※NHS費用の2割強は、退職年金等の現金給付に充てられる国民保険の保険料から充当されている。	入院(パートA) 給与の2.9%(労使折半) ※自営業者：本人全額負担 外来(パートB) 月約104.9ドル(全額本人負担) 薬剤(パートD)(平均保険料) 月約40.18ドル(全額本人負担)
原則なし ※ランスティングの税収(住民所得税等)と患者の自己負担額で賄っている。 ※わずかであるが、国からの一般交付税、補助金あり。	租税を財源としている。	入院(パートA)社会保障税を財源 外来(パートB)費用の約75% 薬剤(パートD)費用の約75%

3.　アメリカにおける国民皆保険改革の歴史

　アメリカの医療保障は深刻な問題を抱えている。その大きな原因は現在の医療制度にある。アメリカは皆保険制度が存在していない唯一の先進国である（表8-3）。このためアメリカの医療保障は、民間の医療保険（営利・非営利）、高齢者向けメディケア（連邦管掌）、低所得者向けのメディケイド（州管掌）の三つの制度によって支えられている。

　しかし、これまでも何もしてこなかったのではなく、アメリカでは100年間皆保険の試みがなされてきているが達成されていない。

〈アメリカの皆保険制度へのチャレンジ〉
① 1910年代にはアメリカ労働立法協会による皆保険運動が起きた。
② 1930年代にはルーズベルト政権がニューディール改革をしたが、その中には医療改革は盛り込まれなかった。
③ 1940年代にはトルーマン政権によって皆保険の試みがなされた。
④ 1965年に公的医療保障制度であるメディケアとメディケイドが成立した。
⑤ 1970年代にはニクソン政権と民主党側がそれぞれ皆保険導入案を提出した。
⑥ 1990年代にもクリントン政権による皆保険の試みをした。
⑦ 2009～2010年にもオバマ政権によっても皆保険の試みがなされた。

参考：天野拓『オバマの医療改革』勁草書房

高齢者包括ケアプログラムの誕生（オンロックの発展）

　在宅ケアは施設入所などではQOLや個人の自立が確保できないという理由で選択される。しかし、脱施設化の推進には包括的な在宅重視のケアやそれを支える財源の確保が必要となる。アメリカでは多くの新しい長期ケアプログラムが開発され提案されてきた。その中でも、1970年代にサンフランシスコで始まった看護・介護の必要な中国人のために作られた"オンロック（On Lok）"という高齢者包括ケアプログラムが成果をあげてきている。

1. オンロックから PACE へ

　オンロックは、1971 年にサンフランシスコのチャイナタウン・ノース
ビーチ地区において要介護高齢者を対象としてデイケアを中心に各種の在
宅サービスを提供することによって施設入所を減少させ、在宅生活の継続
を可能にするために開設された NPO であり、PACE（後述）の原型とな
った。広東語で「安楽」を意味するオンロックは連邦政府から調査実施資
金を交付され、近隣の要介護高齢者が自宅で暮らし続ける選択肢を提供す
るためにイギリスのデイ・ホスピタルをモデルとして、1972 年に成人デ
イ・ヘルスセンターとして開設された。

　現在の PACE は、高齢者に質の高いリーズナブルなケアを提供するツー
ルとしてアメリカの多くの州で活動している。オンロックが全国に展開
可能な PACE モデルを構築したことは画期的なことである。

〈オンロックの活動経緯〉

1972 年　最初のセンター開設。

1979 年　メディケア財源をつかって 4 年間の立証事業に取り組み、効
　　　率的で質の高い高齢者ケアの提供を証明した。

1983 年　メディケアとメディケイドの特例措置としてメディケアとメ
　　　ディケイド受給者の給付を統合しそれをプールして支出を認められ、
　　　加入者 1 人当たり月極め定額払い方式の給付を受け取り、ケアに伴う
　　　全リスクを引き受けることになった。これによって通所介護、入院、
　　　送迎、配食、在宅サービスなどの統合されたサービスを要介護高齢者
　　　に提供することが可能になった。

1985 年　オンロックの包括ケア実験を全米に拡大する研究の開始。

1986 年　立証実験法の制定。

1990 年　最初の PACE モデル組織が活動開始。

1995 年　連邦議会はオンロックに対する特例措置を無制限に延長し、
　　　追加 10 組織が立証実験を承認された。

　以上のような経過をたどって、1994 年に全米 PACE 協会（NPA）が結
成された。その後 PACE は 1997 年に均衡財政法によって恒久的なケア提

供者（メディケアの恒久的提供者、州メディケイドの選択的提供者）としての地位を認められた。

　2010 年には 30 州で 70 組織が活動している。この最大なものは要介護高齢者 2,000 人以上が加入していたが、大部分は数百人程度の加入者にサービスを提供するという小規模なものとなっていた。

2．PACE の目的と機能

　PACE は看護療養施設（SNF）入所の資格を認定された要介護者を対象として急性期や慢性期を問わず統合したケアを提供する。その目標はサービスの分断をなくし、急性期および長期ケアを効果的に「単一の切れ目のないシステム」として統合することにあった。

　PACE は予防やリハビリのサービスが慢性症状を安定させて、病気の合併症を回避・抑制して寿命を延伸するというミッションがある。プライマリケア、ソーシャルワーク、リハビリを含むサービスが PACE センター、在宅、病院やナーシングホームでも提供される。また PACE には送迎、配食および身体介護等の地域社会で利用できる長期ケアサービスだけでなく、専門的な付随的な医療サービスも包括されている。

　PACE は多職種がチームで一人の要介護者のアセスメントをしてニーズを把握し、提供するケアを考える。提供された包括的なサービスには、メディケアとメディケイドから月極めで定額払いを受けて、要介護高齢者の全リスクを引き受けることになる。

　言い換えると、PACE はメディケアとメディケイドのケアをマネジメントするプログラムとして、医療費抑制と高齢者の QOL の向上に非常に役立っていることがわかる。

　PACE の加入資格は 55 歳以上で、住居が当該 PACE のサービス圏内にあり、看護施設入所資格を認定されたものとしている。加入者は申請時に総合的な評価が必要になり、2 日間を PACE センターに通ってそれを受ける。全国の PACE 加入者の内訳は、平均年齢が 80 歳で、30％以上が 85 歳以上となっていた。彼らは ADL 障害を三つ以上持ちながら自立した生活を送っているが、3 分の 2 が認知症やうつ病を患っていた。

　以上のような要介護高齢者に対して PACE は、①プライマリケア、②

在宅ケア、③ナーシングホーム、④病院、⑤精密検査・X 線治療・福祉機器、⑥専門医、⑦成人デイヘルスケア（看護師、社会サービス、理学療法士、作業療法士、言語聴覚士、栄養士、レクリエーション、身体介護、調剤、移送）などの包括的なケアを提供している。また PACE の独自性は、多職種チームが加入者に対して責任をもってサービスを提供している点にある。多職種チームの構成は、以下の通りである。

①プライマリ医、NP（臨床看護師）、医療助士

②看護師（正看護師、准看護師）

③ソーシャルワーカー

④理学療法士、作業療法士

⑤レクリエーショナルセラピスト、アクティビティコーディネーター

⑥在宅ケアコーディネーター

⑦栄養士

⑧センターマネジャー

⑨運転手と高齢者介助者等

PACE の各サイトにはひとつのチームが配置され、75 〜 100 人の要介護高齢者にサービスを提供している。

PACE の組織では次のようなサービスが提供される。

①プライマリ・メディカルケア

②多職種チームの会議

③治療

④治療に役立つレクリエーション

⑤健康増進療法

⑥社会交流

⑦身体介護

⑧食事等

また、そのサービスを適切に提供できるスペースと設備を備えた PACE センターとして機能させ運営しなければならない（図 8-5）。

そこで PACE センターは多様な条件をクリアしなければならない。

①1 日 100 人程度の要介護高齢者を収容するために 1.2 万平方フィートのスペースの確保

図 8-5 PACE の機能

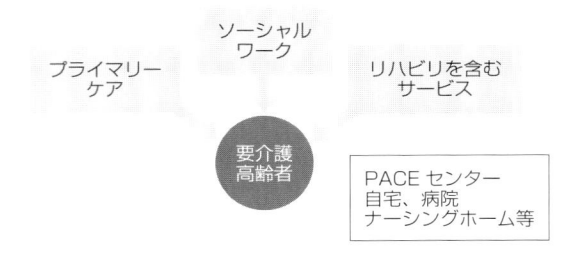

②週 7 日 24 時間利用可能、但し主に平日営業（8 時〜 17 時）

③ 1 階に開設

④舗道のへり石側に送迎バンの降り口設置

⑤スタッフの確保（営業開始時にスタッフ 40 名）

⑥バンの駐車スペース（8 台）

⑦メインの入口に加えてサービス専用入口の設置

⑧トイレ、シャワー、洗濯室、診察、治療、歯科、リハビリおよびキッチンエリア用のスペース内配管整備

⑨利用に適切な地区の選定等

3. ポートランドでの PACE の実際

　筆者は 2017 年 9 月に公益財団法人愛恵福祉支援財団が行ったアメリカ・オレゴン州ポートランド研修に参加した。その中で PACE プログラムを生かした施設 Providence Elder Place で学んだ予防医学に力点をおく、質の高い介護医療の包括的ケアについて報告する。

1）ポートランドについて

　オレゴン州北西部にある同州最大の都市で、バラの美しい町（The City of Roses）で知られている。太平洋岸北西部では、シアトル、バンクーバーについで人口の多い都市である（人口約 60 万人）。面積は横浜市より少し小さく約 345 ㎢である。特に自然環境に優しい都市として、全米で「ベストシティー」ナンバーワンに、世界でも第 2 位に選ばれたことのある美しい町である。

2) Providence Elder Place の訪問調査（2017 年 9 月）（図 8-6〜10）

最初にスタッフからレクチャーを受ける。

この施設では、クライアントを参加者や参画者と呼ぶ。それは本人や家族中心になって学際的なチームと一緒にチームケアを行っていくからである。その学際的なチームの構成員は、医師、看護師、管理栄養士、理学療法士、作業療法士、アクティビティコーディネーター、病院や施設に送迎するコーディネーター、介護スタッフ、ソーシャルワーカー等となる。またその他に、PACE プログラムには義務付けられていない言語聴覚士、牧師、薬局、精神面をサポートするための医師やスペシャリストの配置があった。利用者は 1,300 人（内 99% がメディケイド利用）となるが、スタッフがその 3 分の 1 の 450 人いて、顧客満足と従業員満足が車の両輪となっていた。

1980 年に開所したこの施設は、全米 PACE100 施設のうち 5 番目の規模で、オレゴン州に 9 ヵ所のサテライトがある。

費用については、参加者が一定額の月額利用料金の支払いにより、あらゆるサービスが受けられる。全米の平均月額利用料金はおよそ 3,000 〜 4,000 ドルとなっている。この施設では 99% が低所得者層で年齢も高く、

図 8-6　Providence Elder Place のケアモデル

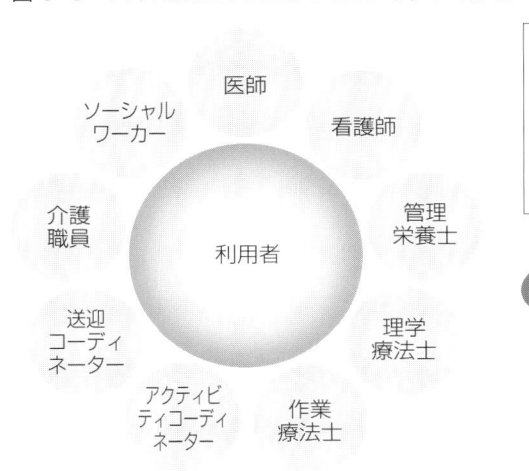

図8-7 デイケアセンターの環境

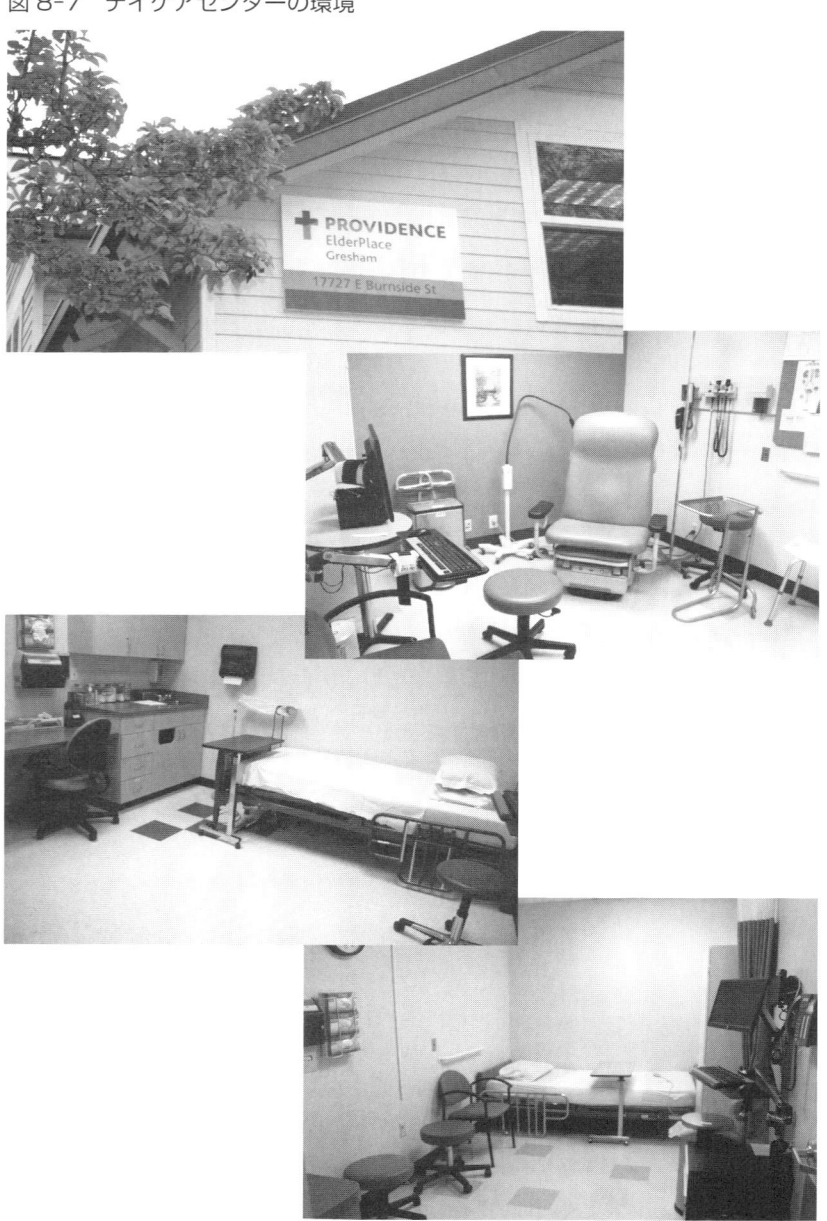

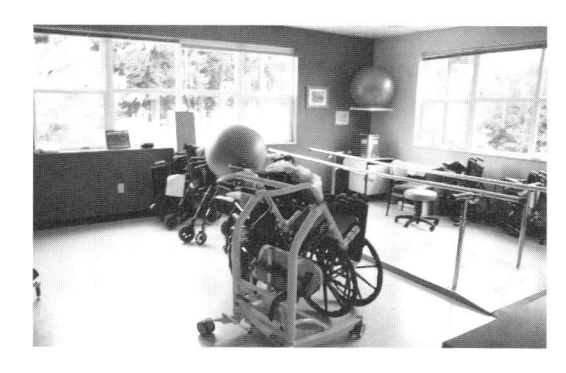

図 8-8　ドクターの在室
を示す色分け札

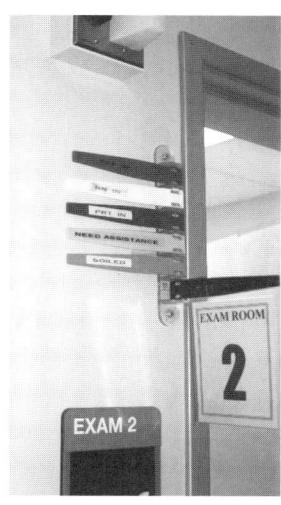

図 8-9　送迎車両

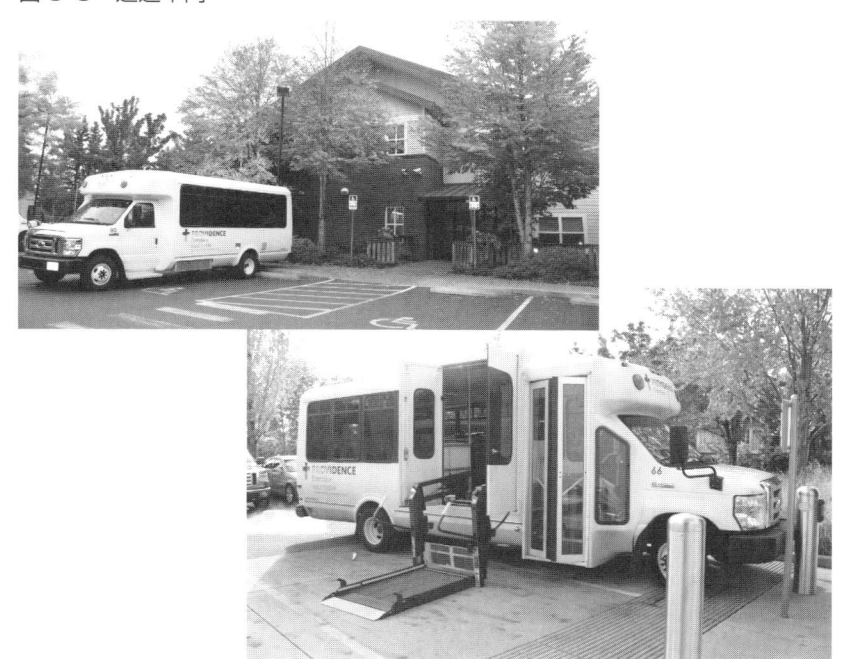

図 8-10　多職種が揃って確認作業（右下は講師と筆者〈真ん中〉）

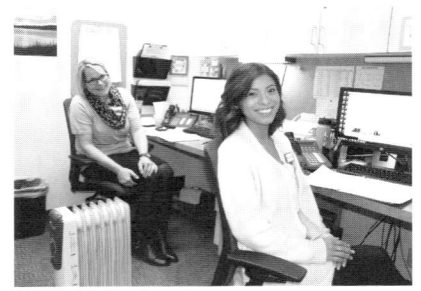
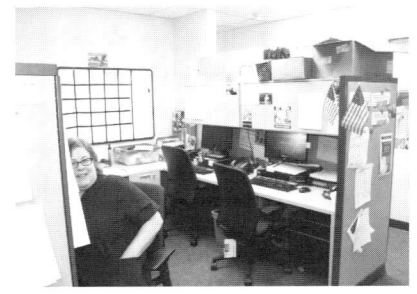
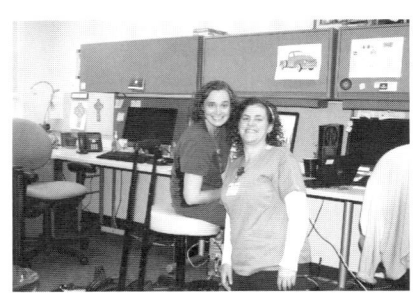
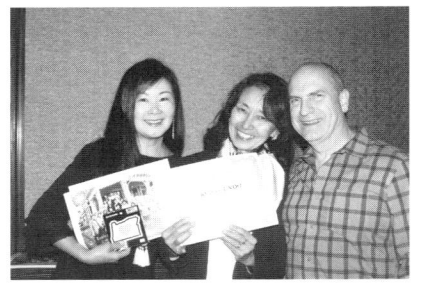

65歳以上のニーズが大部分を占める。高齢者が多いので、月額4,000ドルを支払い続けることのできる高齢者は少ない。そのため支払いの大半が公費（メディケア、メディケイド）となっている。

　他のPACE事業者との違いについては、Providence Elder Place のデイケアセンターは、複数の外来クリニックやリハビリ専門スタッフや福祉機器が揃っているので、この施設に来れば日常のあらゆる医療サービスを受けることができる。日本の診療所にはソーシャルワーカーの配置されている医療機関は少ないが、ここでは何でも相談できるソーシャルワーカ

ーが要となって動いている。欧米のソーシャルワーカーは修士号を取得した相談援助のスペシャリストである。厨房には管理栄養士、調理師がいて、毎日給食の提供もある。また嚥下障害のある方にはスペシャルランチ（ソフト食等）が用意されている。

　大きなメリットとしては、通所の参加者も含め利用者の 80％以上が月に一度家庭医の診察が受けられる。アメリカでの医療費は高額なので、一般市民は年に 5 回程度しか受診していない現状と比較すると、介護予防や重度化予防にも効果的だといえる。

　PACE の医師やナースプラクティショナー（Nurse practitioner）は利用者を平均約 116 人／月診ているが、一般的な診療所ではその 5 倍の平均約 1,000 人の患者を抱えている。つまりこの施設は、ケアが利用者に集中的に行うことが物的にも人的にもできる環境となっている。それに加え、毎年看護師による健康チェックがあり、ソーシャルワーカーにも生活状況を月 4 回程度相談ができる。その上介護スタッフ（Care giver）には 24 時間連絡も取れる。デイケアセンターが窓口となり、そこで医療・介護が提供されているので、スタッフともなじみの関係ができ、Win-Win の関係作りもできる。当然顧客満足度も高くなり、予防しながらの QOL の高い医療が効率よく提供でき、医療費の抑制にも繋がるといえる。

日本の地域包括ケアシステム

　超高齢社会を支える社会システムとして国策に位置付けられた地域包括ケアシステムは、当初高齢者のケアを主眼において 1980 年代に始まった。しかしそのシステムは大きく変化し、現在は児童、障がい者、それらの保護者、さらにはさまざまな意味の困窮者を包含した「地域づくり」へと形を変えている。地域格差が進む中、日本ではその地域にあった地域包括ケアシステムが必要になってきている。医療と福祉にはまだまだバリアが大きく、連携にも一苦労している現状がある。

まとめ

　医療費の高いアメリカでの地域包括ケアプログラムがシームレスなサービス提供を可能にし、開花してきている。しかし持続可能なシステムにするには公費（メディケア・メディケイド）の受給者となるしかない現状に疑問も感じている。新井によると[1]、PACE は高いリスクを持った要介護高齢者を加入者としながら、実際に入所する者は僅か 6 ～ 7％に過ぎず、ほとんどの加入者が在宅生活を継続できるようにしていた。これは、PACE の典型的な加入者が 80 歳以上で平均 7.9 以上の慢性疾患を持ち、三つ以上の ADL 障害を持っている点を考えると驚異的な数字になっている。PACE 加入後最初の 6 ヵ月間で、要介護高齢者のケア費用を 38％も削減できるといわれている。州も比較可能な PACE 非加入者のケア費用の 85 ～ 95％しか PACE に支払わない現状があり、トータルで PACE はメディケイド資金の節約にも貢献していた。

　日本でも、サービスありき、枠組みだけを提供するというのではなく、疾病予防、ケアの方法をアメリカの PACE のように実践的に効果的なものにしなければならない。そのためには、医療・福祉の縦割りから国民が納得できるサービスを効率的に提供できる持続可能なシステムに進化させることに国民全体で取り組む時期に来ているのではなかろうか。

注
1)　アメリカの介護者支援―PACE による地域包括ケア拡大の可能性―、新井光吉、海外社会保障研究、Autum 2013、No. 184

第9章　中東のハブ──ドバイの医療ツーリズム

東京大学未来ビジョン研究センター
ライフスタイルデザイン研究ユニット特任研究員
一般財団法人松本財団ファーマスーティカルアドバイザー

長谷川フジ子

はじめに

　2枚の写真がある（図9-1）。1枚は、1990年頃のドバイでほとんど砂漠状態である。もう1枚の写真は、2018年2月に撮影したドバイの街並みである。わずか30年でかつては砂漠地帯であったところが近未来都市の風景に変化し、ドバイ国際空港の国際旅客数は、世界第1位と今や中東のビジネス、観光のハブ市場となっている。

図9-1　ドバイの街並み

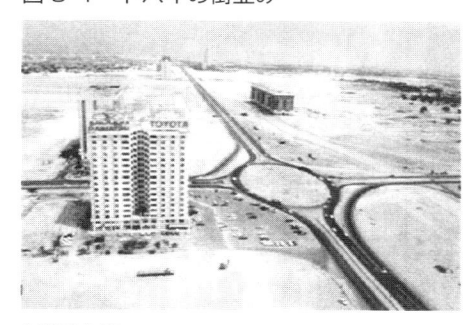

1990年頃
出所：JETRO ドバイ事務所資料

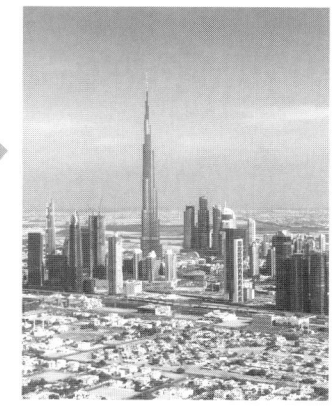

2018年2月撮影

　中東のハブとして進化し続ける「ドバイ」は、医療ツーリズムにも力を入れ、海外の大手医療機関が多数進出している。この章では、日本ではなじみの薄いドバイの一般・医療事情を現地取材ならびにメールにて調査した内容を報告する。

アラブ首長国連邦の特徴

　1892 年から英国の保護領で、1971 年に独立したアラブ首長国連邦（以下 UAE）は、1 人当たりの GDP が 36,000 ドルを超える富裕国である。政策や法律・規則等は英国の影響が強い国造りとなっている。ちなみに "中東" とは英国からみての言い方である。UAE の人口は約 927 万人、面積は 8 万 3,600㎢で北海道程度の広さで、七つの首長国による連邦制となっている。7 首長国とは、首都のあるアブダビ（Abu Dhabi）、第二の都市ドバイ（Dubai）、北部に位置するシャルジャ（Sharjah）、ウンム・アル・カイワイン（Umm al-Quwain）、フジャイラ（Fujairah）、アジュマン（Ajman）、ラス・アル・ハイマ（Ras al-Khaimah）である。ドバイは国ではなく、首長国の一つであるのだ。それぞれの首長国は異なる事情となっている。首都のあるアブダビは、国土の 8 割を占め、石油・ガス中心の経済構造で、一方、ドバイは、資源が乏しいことから多様なフリーゾーン開設や空港開発等インフラ整備を大胆に推進し、石油に頼らない経済構造に成功している。残りの五つの北部首長国は、1 人当たり GDP も相対的に低い水準にある[1]。

UAE 医療機関（公共部門）の構造

　UAE 政府は、医療市場の拡大を成長の柱としており、医療分野でも中東のハブを目指すべくインフラの拡大や医療水準の高度化を進めている。UAE の公共部門の構造は「平成 25 年度日本の医療機器・サービスの海外展開に関する調査事業（海外展開の事業性評価に向けた調査事業）—ドバイのがん診断と治療および医療機器実地調査プロジェクト報告書」で報告している。それによると北部地域 5 首長国は、保健省（MoH：Ministry of

図 9-2　UAE 医療機関（公共部門）の構造

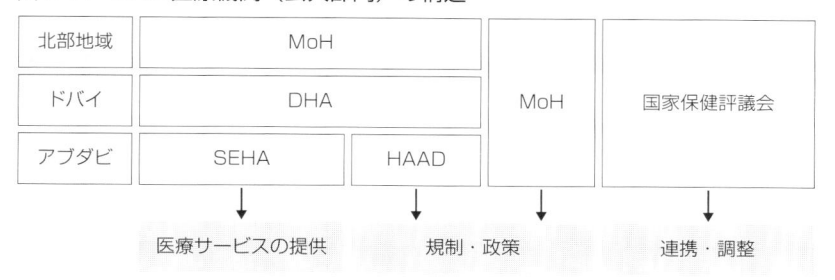

Health）によって直接管轄されているが、ドバイとアブダビにおいては保健省下にそれぞれドバイ保健局（DHA：Dubai Health Authority）、アブダビ保健局（HAAD：Health Authority Abu Dhabi）があり首長国レベルで医療サービスを管轄している。アブダビにおいては、医療サービスを提供する SEHA（Abu Dhabi Health Services Company）を設置している。各機関は、国家保険評議会が調整や連携を図っている（図 9-2）[2]。

ドバイの一般・医療事情

1）地理的位置

ドバイの面積は、3,885㎢で埼玉県と同程度である。ムスリムが多く住む中東北アフリカ、CIS 諸国（ソビエト崩壊後に独立した国からなる地域で、キルギス、カザフスタン、ウズベキスタンなど）、南・東南アジアなどのエリアのほぼ中心に位置する。ムスリム（英語表記 Muslim）とは、「アッラー（神）に帰依する者」を意味するアラビア語で、イスラム教の教徒のことである。あらためてムスリム人口を確認すると、2010 年で約 16 億人の巨大マーケットであり、世界の全人口の 23％を占め、さらに 2050 年には約28 億人に拡大すると推計されている。

近年、頭をスカーフで覆った外国旅行者の女性やハラール料理などを扱うレストランなども増え、2020 年の東京オリンピックも控え、日本の社会の中でもムスリムへの対応が急速に進んできていると感じる。ハラールに関しては、日本貿易振興機構（ジェトロ、以下 JETRO）では、「イスラ

ム食品市場輸出ガイドブック」を作成し情報提供している。国、地域、個人において認識が違っていることを理解しておくことが重要である[3]。

2) 社会環境（人口・平均寿命）

ドバイの人口は、ドバイ保健局が公開している Dubai Annual Health Statistical Report 2017 によると、2,976,455 人（内訳：男性 2,088,870 人、女性 887,585 人）である。人口構造は図 9-3 に示すように、20 代から 50 代の働き盛りの男性の構成比が 82% と高い。これは、ドバイの人口の大半が、妻や子供を残してドバイに出稼ぎに来る外国人労働者で占められていることが理由と考えられる。

ドバイのさまざまなデータや統計を扱う The Dubai Statistics Center (DSC) 2018 年の報告では、人口は 3,192,275 人（内訳：男性 2,233,390 人、女性 958,885 人）であり、2010 年から 2018 年にかけて、約 130 万人増加している。また、Emirati と呼ばれる自国民は 254,600 人、非自国民 2,937,675 人であり、自国民が 1 割弱で、9 割の外国人労働者が占めるという特殊な人口構成を把握しておく必要がある。その他、興味深いデータとして、ピ

図 9-3　ドバイの人口ピラミッド

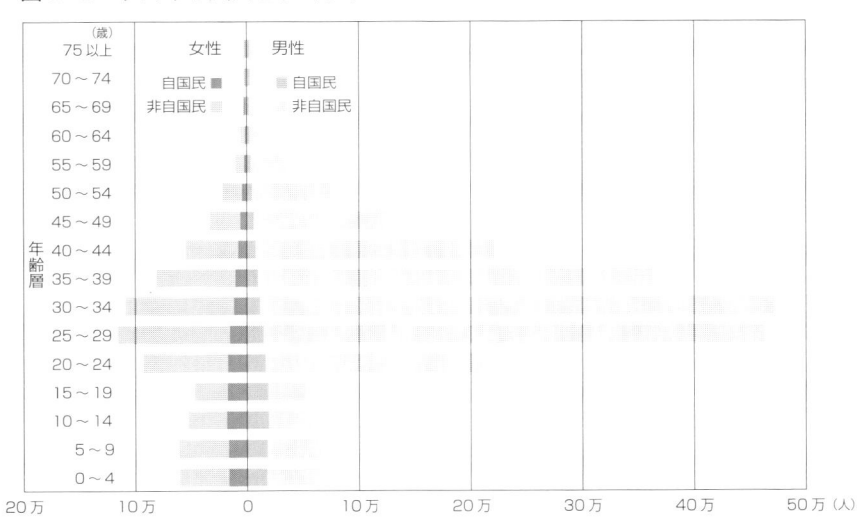

ーク時（土曜日から木曜日、朝 6 時 30 分～夜 8 時 30 分）の人口は 4,382,275 人で、約 120 万人も変動する。これは、ドバイ以外に住んでいる人が働くためにドバイに移動するからである。

平均寿命は 80.7 歳で、男性は 79.5 歳、女性は 81.7 歳である。

3）医療環境（疾病構造・医療機関・医療従事者）

さきほどの Dubai Annual Health Statistical Report 2017 によると、死亡原因は、1 位循環系（30.4％）、2 位腫瘍（19.8％）、3 位呼吸器系（11.3％）、4 位けが、負傷（6.9％）、5 位周産期（6.4％）、6 位他の原因（24％）、7 位敗血症（1.2％）となっており、非感染症の占める割合が高いことがわかる。偏った食事、運動不足などにより UAE は世界でも有数の肥満大国である。これは、肥満による糖尿病やがん、心臓血管疾患の多さにつながっていると見られ深刻な課題となっている。

DHA 管轄の公立病院は 4、医療センターは 13 である。登録された医師数は 1,450 人、歯科医師 178 人、看護師 4,551 人、薬剤師数 236 人となっている。私立部門の病院は 31 で、そのうち 5 病院はドバイヘルスケアシティ内の病院である。民間部門の医療従事者数は 31,080 人で、非自国民が 89.4％、自国民が 10.7％と圧倒的に非自国民の占める割合が高い。医師は 5,862 人、歯科医師 2,012 人、看護師数 11,375 人、薬剤師数は 506 人である。

4）ドバイの日本人・日系企業事情

ドバイの在留邦人は 2,912 人、日系企業数は 274 社である。JETRO は、日系企業にとっての UAE の投資環境の魅力について毎年調査している。2017 年の調査によると、日系企業の 85％、在留邦人の 75％がドバイに集中している。日系企業にとって、投資環境の魅力は、フリーゾーン／経済特区などのメリットを 1 位と挙げている。次いで 2 位は税制面上のメリットが挙げられ、理由の 3 位は住みやすさとなっている。フリーゾーンとは、外資 100％での法人設立可能、自国民雇用義務・外国送金規制なしなどの経済特区のことで、ドバイは UAE 全体で 37 フリーゾーンのうち 27 が集中しており、経済躍進の要となっている。

ドバイ政府の医療ツーリズムの政策

　UAE は、医療市場の拡大を経済成長の柱にしようとしている。取り組みの一つとして、JCI（Joint Comission International）の認定取得を推進しており、2019 年 9 月時点で 212 施設とその取得数は世界一である。

　JCI とは、米国より始まり患者の安全性が担保されているか、高品質な医療が提供されているか、院内に継続した改善活動が行われる仕組みを有しているかを評価する世界の認証機構であり、世界の中で最も厳しい基準を持つ医療施設評価機構とされている。

　ドバイ政府における具体的な取り組みの一つが、ドバイ空港の近くに広がる医療分野に特化したフリーゾーン「ドバイヘルスケアシティ（DHCC）」である。ここは主に病気の予防と治療を目的としたメディカル・コミュニティー（約 38 万㎡）で 2002 年から医療機関の集積が始まり、現在その数は 165 を超えている。また、「健康（Wellness）」をテーマにした第 2 期工事が 2016 年末から進められており、医療にとどまらない健康管理、周辺の生活関連サービスを含めたコンセプトで、幅広い健康需要を取り込もうとしている[4]。2016 年には外国からの医療ツーリストは約 33 万人であったが、ドバイ政府は、2020 年までには年間 50 万人の医療ツーリズム客を誘致することを目標としている。医療ツーリスト数を増やすために、医療ツーリズムに特化した健康、観光、エンターテイメントに関する電子ポータルサイト「ドバイ・ヘルス・エクスペリメント（DXH）」を開設している。

電子ポータルサイト「DXH」と提携施設

　DXH は、2014 年にドバイ政府が立ち上げたドバイの医療ツーリズムの WEB サイトである（https://dxh.ae/）。このサイトにアクセスすると、医療、保険、エミレーツ航空を通じた飛行機、ホテル、ホテルまでの車や観光の一連の手配等、さらには帰国してからのアフターフォロー体制も整備されており、医療ツーリズムに関わるあらゆる分野でサービスが受けられるシステムを展開している。ビデオによる紹介も充実しており、非常に魅

力的なサイトになっている。また、スマートフォンのアプリからも簡単に
アクセス可能である。

　ここには、ドバイ保健局により認定されたグループ（DXH Group）76
施設が提携施設として紹介されており、WEB を通じて各医療施設にアク
セスできる。

　76 施設の内訳は、20 病院、55 クリニックと 1 健康施設である。

現地の医療施設の状況

　ドバイでは、毎年 1 月末から 2 月初めに世界で 3 番目の規模の中東の医
療機器展示会「アラブヘルス（Arab Health）」が開催され、世界中から医
療機器メーカーや代理店、医療従事者、政府・業界関係者が多数集まる。
筆者は、2018 年 2 月に開催された展示会に参加した折に、現地の 2 施設
を訪問見学した。その後メールにて追加調査した内容を報告する。

1.　アメリカン・ホスピタル・ドバイ（AHD)
1）視察データ

視察日	2018 年 2 月 7 日
追加調査回答日	2018 年 9 月 20 日
所在地	19th St. Out Metha Road, Oud Metha-Dubai
対応者	Aaron Han, MD, PhD, FCAP 病理医

2）視察先の概要

　アメリカン・ホスピタル・ドバイは、DXH Group の参加病院の一つで
あり、高品質のアメリカの医療基準を提供するように設計されたアメリカ
系列の私立病院である。2000 年 5 月中東で初めて JCI 認定を受け、これ
まで 6 回の認定を維持している。2016 年 6 月にメイヨー・クリニック・
ネットワークの一員となり、長年の実績とブランド力の効果で、事業拡大
に結び付けようとしている。医療サービスを提供するに当たり、米国のブ
ランド力は中東において絶対である。

　エントランスの外観は、吹き抜けで明るく木目調にカラーが統一され、

図 9-4　病院のエントランス

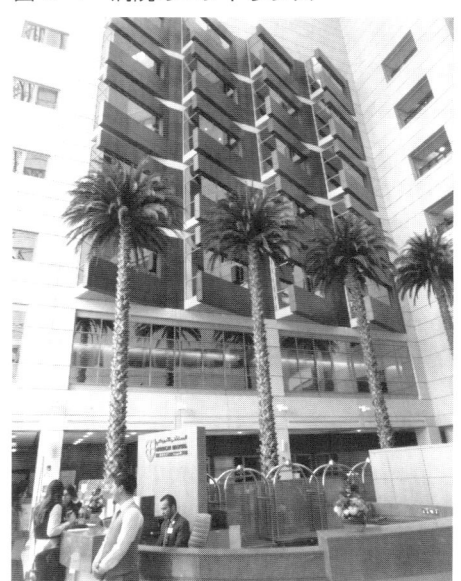

図 9-5　右から３番目が Dr. Han

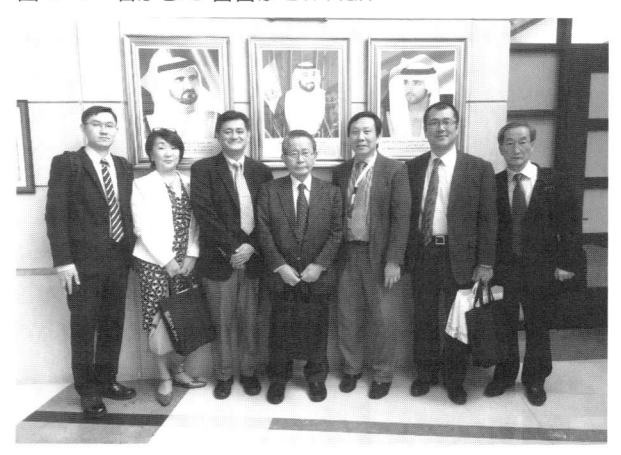

ホテルのようだ（図 9-4）。壁には、ムハンマド副大統領兼首相、ハリーフ
ァ大統領、ハムダン・ドバイ皇太子の肖像画が掲げられている。
　病床数は、254 床、診療科は麻酔、心臓病、皮膚科および美容、糖尿病、
内科、神経学、産科婦人科、腫瘍学、眼科、整形外科、病理学および検査
関連など多岐に亘る。詳細は、次のアドレス参照。
　https://www.ahdubai.com/en/services-departments/
　メールによる追加調査によると、スタッフは従業員フルタイム換算で
1,000 人、その内外国人の割合は 95％、医師 100 人、看護師 500 人、薬剤
師 35 人で、これら医療従事者の外国人の割合は、いずれも 100％との回
答を得た。

3）視察見学

　中央材料室の洗浄滅菌設備は、高性能の洗浄滅菌機器が導入され、非
常に整然と清潔に稼働している状況を把握した。案内してくれた Dr. Han
の専門分野である病理室では、日本製品の高機能の病理診断機器が設置さ
れ活躍していた。Dr. Han は、日本製品を高く評価してくれており、日本
の技術が間接的に高品質のケアに貢献していることは喜ばしいことである。
このラボラトリー部門は、優れた高品質の患者ケアとヘルスケアサービス
を提供しており、CAP（米国病理学会）の厳しい現場検査と評価手順を経
て、9 回連続認定されている。病理学部長である Dr. Han は、素晴らしい
リーダーシップを発揮したとして表彰された（図 9-5）。
　次いで薬局を見学した。1 階の外来の薬局の入り口には、自動受付が設
置されていて保険有と保険無のボタンを押すようになっている。同じ治療
でも保険により、受けられるサービスが違う。現地日本企業の担当者の情
報によると、採用している保険会社は、Daman、東京海上保険、企業の
オリジナル保険などさまざまで、同じ保険会社での複数種類があり、保証
範囲が違うなど複雑な状況である。
　高級感漂う院内薬局は、落ち着いたインテリアに各コーナー別に整然と
陳列されている。ひときわ広い一角があり、見ると糖尿病関連のコーナー
であった。肥満による糖尿病ケアが問題となっている現れであろう。薬剤
倉庫は、ロケーション管理されていた。薬剤のパッケージに国際標準バー

コードである GS1 バーコードは表示されていたが、IT システムは稼働しておらず、取り揃えには目視でのダブルチェックで対応していた。高度な医療機器などは最先端の製品が入り稼働しているが、こうした IT システムよるインフラ整備は、ソリューションがあるようだ。

　4）海外の患者の受け入れに対する対応
　海外患者の受け入れの現状と今後の対応について、Dr. Han に追加調査して得た回答を以下に述べる（表 9-1）。
　・受診理由
　Q：海外の患者が AHD を受診する一番大きな理由は？
　A：ドバイに質の高い医療と素晴らしいおもてなしと癒しの環境を求めて受診する。例えば AHD は信頼のおける MD／外科医や高度な医療技術、最先端の医療機器を持ち、医療と美しいビーチ、砂漠ツアーなどの地元のエキゾチックな観光を組み合わせている。
　・今後の対応
　Q：今後の海外の患者に対する取り組みについては？
　A：来訪国数（中国や日本含む）の増加。医療旅行者のために提供できる新しいサービスの増加。

表 9-1　海外患者の受け入れの現状と今後の対応に関する追加調査

質問項目	回答
海外患者対応部署スタッフ人数	5 人
海外患者対応部署スタッフの対応言語	アラビア語、英語、フランス語
全患者数で外国人患者の占める割合	約 20% https://www.ahdubai.com/en/international-patients/
受診の多い国（上位 5 ヵ国）	湾岸諸国、サウジアラビア、アフリカ、ナイジェリア、ロシア
日本から受診する患者数	0 人
良く実施される手術	膝、整形、心臓、脳神経外科／脊髄
外国人患者へのマーケティング	WEB サイト、展示会、口コミ
提携機関	政府、メイヨー・クリニック

2. BR メディカル・スイーツ

1）視察データ

視察日	2018 年 2 月 3 日
追加調査回答日	2018 年 10 月 4 日
所在地	Dubai Healthcare City, No.64 Al Razi building
対応者	福田淳子医師

2）視察先の概要

　「ドバイ・ヘルス・ケアシティ（DHCC）」内にあり、UAE で最も大きい私立医療機関の一つである NMC グループに属している。2011 年に設立された世界中から多くの科の専門医を集めた専門外来センターで、日帰り手術もできる手術室を整備している。欧米出身の医師が多く、国際標準サービスを提供している。従業員は 70 人、医師 34 人は全て外国人である。

　対応してくれた福田淳子先生は、ドバイで 2 名しかいない常勤日本人医師の 1 人で、専門は一般内科。日本語、英語、フランス語、中国語と 4 ヵ国の言語が対応可能である。診療の患者は、8 割がドバイや周辺諸国に住む日本人であり、気さくなお人柄で現地の日本人に頼られる存在となっている。クリニックの受付は、非常にゴージャスな雰囲気である（図 9-6）。

図 9-6　BR メディカル・スイーツの受付

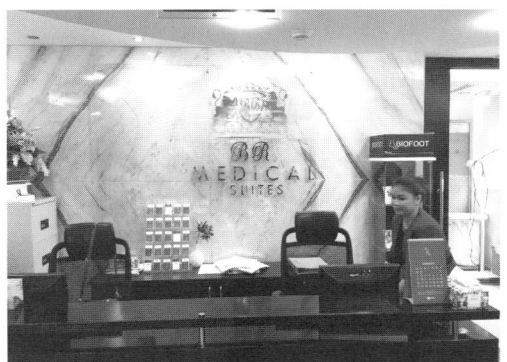

図 9-7　「TOKYO」をバックに福田淳子医師

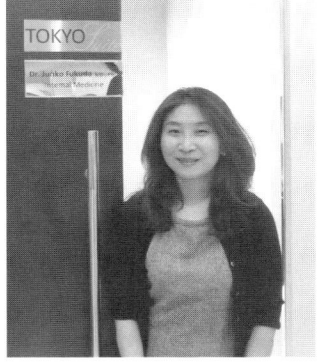

3）視察見学

　診察室の内部と手術室を見学した。廊下をはさんで両側に各医師の個室の診察室が並んでいる。各医師の部屋の入り口には、都市の名前がついていて福田先生の部屋は「TOKYO」である（図9-7）。先生の待合室には、日本人が多いため日本の週刊誌が置いてあり、インフルエンザの予防接種の案内が日本語で表示してあったりして、何かしらホッとする。診察室にはベッドが一つ置いてあって、簡単な婦人科も対応しているとの説明を受けた。診察は基本予約制となっている。福田先生は、「外国で病気になると、言葉はもちろん医療システムも違うので戸惑うことが多いと思う。そんな方が気軽に相談でき適切な医療にうまくたどりつけるような橋渡しできる町医者になりたい」と考えている。また「日本と違い保険の種類により医療を制限しなければならないことがあり、戸惑うことがしばしばある」と語った。

　移動して、手術室に着衣を着替えて入室した。大変立派な手術設備を備えており、自前でアメリカン・ホスピタルの中央材料室（CSSD）で見学したのと同等の高機能の洗浄滅菌装置を導入しているのには、驚いた。

4）追加調査に関する回答

　福田先生に、メールにて①ドバイの外国人医師に関する事情、②自国民の医療事情、③海外患者の受入れに関する状況を質問した。回答結果は以下の通りである。

〈回答①　ドバイの外国人医師に関する事情〉

　Q：ドバイに外国人医師が集まる理由は？

　A：私見であるが、外資の医療機関も多く求人が多い。自国出身の医師は少なく、外国医師免許を受け入れるシステム・体制が整っている。欧米で医療教育を受けた中東出身者が活躍しやすい。自国より待遇が良い。アラビア語ができなくても英語で仕事ができる。配偶者の仕事の都合でドバイに来ることになった者でも仕事を続けやすいなど。

　Q：ドバイに日本人医師が定着しない理由は？

　A：定着の前に来ようと思う日本人医師の絶対数が少ない。研究や留学で欧米等に行く医師は多いが、ドバイへは主に臨床目的となる。しか

し、邦人数は約 3,000 人で日系医療機関や日本人医師の需要・求人は少なく、また、医療行為を行うための医師免許が必要になり、そこがネックとなっている。

　英語が基準を満たさず免許申請ができない場合と、英語は大丈夫でも専門医の認定制度の違いから当局が要求する資格の書類が提出できず申請できない場合をよく耳にする。後者の問題を行政レベルで解決できれば、日本人専門医が多国籍の患者に日本の医療技術を提供できるチャンスが広がり、定着・定住する日本人医師も出てくるかもしれない。

〈回答②　自国民の医療事情〉

　A：私自身が Emirati（自国民）患者さんを診る機会が非常に少なく、年に数人。Emirati が多く受診する医療機関、Emirati 用の保険の仕組み、料金等の医療事情をきちんと把握できておらず、回答できない。

〈回答③　海外患者の受入れに関する状況〉

　Q：海外はどこの国からの患者が多いですか？

　A：湾岸諸国の患者数が多いようだ。

　Q：どのような目的の受診が多いですか？

　A：当院の日帰り手術室を使う整形外科、耳鼻科、美容形成などの手術目的が多いようだ。

　Q：日本人が医療ツーリズムの目的で来るケースはありますか？

　A：周辺湾岸諸国の駐在員が健康診断や慢性疾患のフォローアップなどで来院する。

　Q：海外からの患者さん獲得のためのマーケティングは？

　A：主には、既存のウェブサイトを通じてアクセスのあった国内外の患者に対応していて、現在のところ、外国に住む外国人獲得のための特別なアクションはとっていない。

ドバイ医療ツーリズムのまとめ

　ドバイは、安定した平和を維持してわずか 30 年で海外からの労働者を受け入れ、石油に頼らない経済を飛躍的に発展させている。ドバイがこの

図 9-8　ギネスブックに載った　図 9-9　砂漠気候のドバイに人工スキー場
　　　　金の指輪

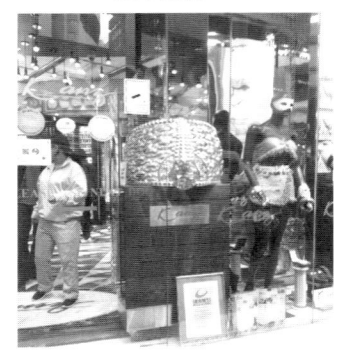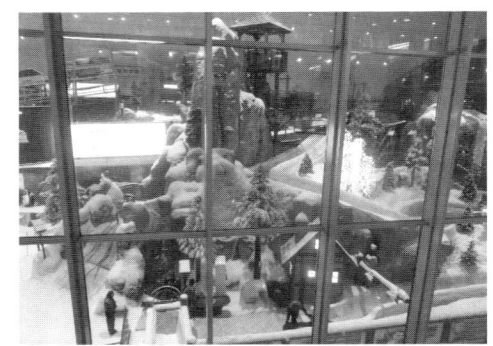

ように飛躍的に発展を遂げたいくつかの理由として、まず、中東のハブ拠
点として航空ネットワークの積極的な拡大が挙げられる。ドバイ国際空
港の国際旅客数は、世界第 1 位で年間 7,800 万人（2015 年）、さらに空港
拡張や第 2 国際空港の整備なども進めている。まさに 24 時間のハブ空港
で、日本からの直行便で早朝に到着すると、いつでもその活気に圧倒され
る。2016 年には UAE はムスリムに人気の旅行先としてマレーシアに次ぎ
2 位に選ばれており、ショッピングが人気の都市ではドバイが 1 位となっ
た。観光立国として、世界一にこだわり、このコンパクトシティに相次い
で魅力的な開発プロジェクトを進めている。

　大型のショッピングモールでの買い物、食事やオールドタウンにあるま
ばゆいばかりの「ゴールドスーク」。スークというのは市場の意味である。
スパイス専門のスパイス・スークもある。さて、この「ゴールドスーク＝
金の市場」には、ギネスブックに載っているという世界一大きな金の指輪
がショーウインドーに飾られている（図 9-8）。また、ドバイの飛行艇によ
るツアーは、空中からドバイの主要な象徴的なランドマークを見ることが
できる。世界一高いビル、ブルジュ・ハリファ（828m）やパームジュメ
イラや人工群島の比類のないダイナミックな景色が眼下に広がる。またエ
キゾチックな砂漠ツアーも楽しめる。

　人工のスキー場隣接のレストランで、スキーウェアを着た観光客が雪遊
びを楽しんでいる様子を見ていると、ここが年間平均気温 27℃以上の常

夏のドバイであることを忘れる（図9-9）。

　ドバイ政府は、こうした魅力ある観光資源と医療を融合させた「医療ツーリズム」を経済成長に資する重要産業と位置づけ、ドバイ保健局を核に関係諸機関や民間部門との連携の下、積極的に進めている。ドバイの医療ツーリズムの特徴は、JCI認定病院数を増やしてブランド力を上げ、がんや心臓病の手術、再生医療などの高度な治療から、人間ドック等の健診・美容整形や視力矯正手術、さらにはスパやエステなど生活の質を高める健康サービスまで非常に幅広く多彩である。医療ツーリズムに特化した電子ポータルサイト「DXH」により、入り口から帰国後のアフターサービスまでの一気通貫のサービスが受けられるように展開している。そして多くのパッケージを提案して、患者の懐具合やニーズに応じて選択可能なシステムとなっている。そのきめ細やかさは、「医療ツーリズム」にかける政府の意気込みを感じる。その背景として、ドバイは、もともと自国民が少なく外国人が多く住む国際社会なので、外国人を多く受け入れることに関しては特段、抵抗がないという事情があるかもしれない。

わが国の今後の医療の国際展開に向けて

　一方、高度な医療技術・設備と豊富な観光資源を有するわが国も、医療ツーリズムを呼び込む条件が揃っている。しかし、外国人患者の受入れに関しては必ずしも足並みが揃っているとはいえず、いくつかの議論が続いている。伊藤[5]は、「医療の国際化——外国人患者の受入れをめぐって」の中で、外国人の受け入れをメリットして、医療水準の医療設備の向上、検査機器の稼働率の向上、保険外収入による経営改善、自治体との連携により地域経済の活性化などを挙げて、実際の好事例も挙げている。しかし、問題点・課題として、医療従事者および医療事務に関する言語の障壁、医療事故・訴訟に備えた体制作り、未収金対応、患者の帰国後のフォロー、混合診療解禁による医療格差の懸念、国内の医師不足などを指摘している。

　海外の患者の受け入れにあたっては、国内医療とのバランスでいろいろ今後も議論されることであると思われる。その取り組みについては、1）ドバイのような医療と観光を融合させた「医療ツーリズム」の観点、2）

がんや難病など自国で対応できない高度な医療を求めて来日する外国人の受け入れの観点、3）訪日外国人の病気の時の受け入れ体制の観点の三つに分けて、それぞれどのような目的で対応していくか整理していく必要があると考える。

　医療の国際展開において、2）の観点からは、MEJ（Medical Excellence JAPAN）のインバウンドの取り組みとして、ジャパンインターナショナルホスピタルズ（JIH）の海外への発信、3）の観点から、厚生労働省は「医療機関における外国人受入に係る実態調査」や「外国人患者を受け入れる医療機関の情報を取りまとめたリスト」についてなどを公表し、外国人が安心して日本の医療機関を受診できる環境整備を徐々に進めている。1）の観点からは、ドバイのように本格的に医療ツーリズムに特化した医療機関の出現も期待される。いずれにしても、「DXH」のような利用者の立場にたった、「わかりやすい」かつ「魅力ある」情報発信の工夫が必要である。

　国際医療交流の観点からは、我々日本人は、国籍、人種、制度等にとらわれない垣根を越えた国際的感覚が必要ではないかと痛感する。福田先生のインタビューからも、海外において言葉や医療システムの違いに戸惑うことが多い。2020 年東京オリンピック・パラリンピック、2025 年大阪万博を控え、多くの外国人が訪日される中、安心した医療が提供できるよう、医療従事者は、相手国の文化・慣習等を認知、理解するように努め、少なくとも医療機関の院内表記の多言語化の対応は図れるよう、先ずは取り組むべき課題と考える。

参考文献
1　JETRO ドバイ事務所、中東・北アフリカ市場の可能性と UAE の経済情勢ドバイの役割、2017 年 7 月
2　医療法人社団創友会、平成 25 年度日本の医療機器・サービスの海外展開に関する調査事業―ドバイのがん診断と治療および医療機器実地調査プロジェクト報告書、平成 26 年 2 月
3　JETRO、イスラム食品市場輸出ガイドブック https://www.jetro.go.jp/ext_images/_Reports/02/2017/b4c20e92e669b66a/halalguidebook.pdf
4　JETRO、ビジネス短信、医療ツーリズムや病院ビジネスに注目―医療機器展示会「アラブヘルス」にみる中東市場（2）、2017 年 3 月 3 日
5　伊藤暁子、医療の国際化―外国人患者の受入れをめぐって

第10章　オランダにおけるケアファームの取り組み

一般社団法人 JA 共済総合研究所主任研究員　濱田健司

ケアファームの概況

　オランダでは 25 年ほど前から農業生産者が障害者のための福祉サービスの提供に取り組んでいる。背景には安価な農産物の輸入増加による農産物価格の低下などがあり、農業生産者は生き残りをかける、あるいは新たな生活や農業のあり方を求め、二つの方向に分かれていった。一つは規模拡大とコスト削減を目指すハウス・機械・IT 等による効率的な生産へのシフト、もう一つには小規模のままでの新たな農業への模索、つまり有機農産物等の高付加価値農産物生産、そしてケアファームなどへの取り組みである。小規模農業では、このほかレクリエーションサービス提供やエネルギー生産などの「多機能農業」（多面的な機能を発揮する農業とする）の取り組みが広がっている。

　ケアファームは取り組む主体別に、主として農業生産者が取り組むものと福祉事業者が取り組むものとに分かれる。多くは農業生産者によるもので、近年、福祉事業者もこの取り組みに関心を持つようになっているという。また農業生産を行う企業においても障害者の就労訓練と雇用に取り組むところが出てきている。

　ケアファームを運営する農業生産者の取り組む内容を大きく分けると、障害者のための①居場所づくり、②就労訓練の場を提供するものがある。特に、生活訓練、レクリエーション、交流、ケア（介護）、リハビリテーションを目的とした①居場所づくりを中心としたものと考えられる。

　したがって、近年、わが国で広がっている「障害者」の農業生産での就労訓練や就労（狭義の農福連携の定義[1]）とは異なる印象である。そして

「障害者」の定義もわが国とは異なる。日本では身体・知的・精神に障害を有し障害者手帳や疾患を有する 64 歳以下の者を「障害者」とし、65 歳以上の場合は、原則、介護保険の要介護認定高齢者となるが、オランダでは年齢による区分はなく一体である。

　オランダの制度は単なる障害者支援のためのものではなく、元々公的医療保険による支援制度が中心であり、障害者の年齢による区分はなく、高齢者・薬物中毒者・長期失業者なども利用できる制度であることから、さまざまな人々がここでのサービスを受けることができるものになっている。

　さらに異なるのは、オランダでは施設要件や人員要件やサービス内容などについては、サービス提供権限を有する基礎自治体に裁量が委ねられているということである。そうした中で日本でいう農家も福祉サービスを提供している。

　また農業生産者への報酬は障害者が支払う。これは、ケアファームが利用者支援のためのサービスを提供すると、公的医療保険等から障害者を通じて報酬を得ることできるためである。

　報酬は、主に特別医療費保険（AWBZ）と個別ケア予算（PGA）より支払われる。AWBZ は、オランダに居住し働く者が強制加入する国民保険である。PGA は、AWBZ や社会支援保険（WHO）[2] の中の制度の一つで、サービスという現物給付でなく、現金給付によるもので、利用者の口座に現金が振り込まれ、利用者がサービス提供者を選び、直接サービス提供者へ報酬を支払うというものである。

　当初、国の機関であるケアオフィス（全国 32 ヵ所）がケアファームの審査認定を行っていたが、思うように認定が増えなかった。だが、保険の支給権限が国から基礎自治体等に移譲され、かつ 2003 年に施設選択権を利用者本人等に付与する PGA が設定されたことで、利用者本人等がケアオフィスを通さず直接ケアファームと交渉できるようになり、地域に応じたケアファームが展開していくこととなった。

　現在、オランダでは農業生産者が障害者のためのケアサービスを提供するケアファームが広がっている。全国で 2015 年は約 1,400 あり（1998 年は 75 ヵ所）、その数は年々増えている。ケアファームに取り組む農業生産者は小規模な家族経営が多いため、農産物収入に加え、ケアファームによ

る収入が農家収入の大きな柱となっている。そしてこうした農家では、妻が福祉や看護等の資格を持ち障害者に対応し、夫が農業生産を行うことが多い。ケアファームの実施者となるためには、さまざまな資格取得や研修等に参加することが求められ、ケアファーム認定を受けた後も、3 年に 1 回、オンブズマンなどによりチェックを受ける。

　オランダのケアファームは、農業生産者が障害者の居場所を提供し、農業生産者はそれを生業の一つとするモデルといえる。

ケアファームの事例

1.　酪農＋加工＋販売＋専用集合住宅＋ケアファーム

　アムステルダム市郊外に「Zorgboerderij Ons Verlangen（私たちの希望の農園）」という農場がある（図 10-1）。この農場は、酪農、加工、販売、専用集合住宅、そしてケアファームに取り組んでいる。農場近くの別の場所には、酪農に取り組んでいる畜舎がある。

　農場内には障害者のための専用集合住宅があり、精神障害および知的障害を有する者が 14 名住んでいる（図 10-2）。そのほかに 40 名がケアハウ

図 10-1　農場（右：専用集合住宅　左：加工場・直売所・ウサギホテルの建物）

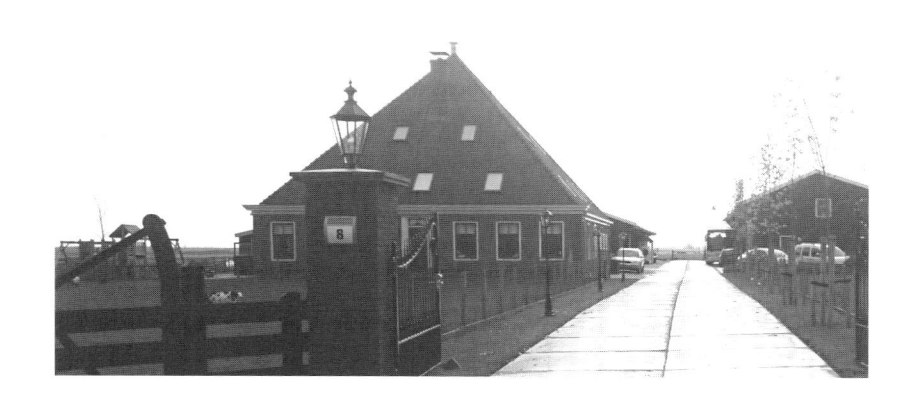

図 10-2　大きな窓の専用集合住宅 2 階建て

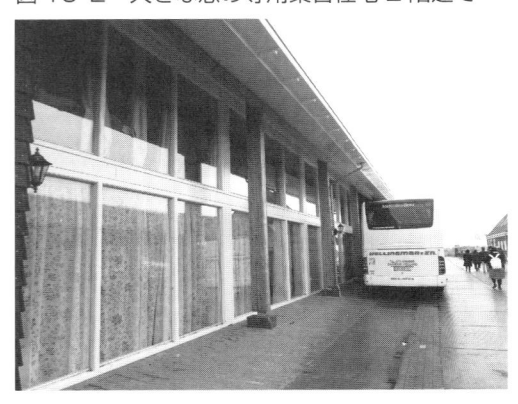

スや自宅から農場へ通っており、ここでは 18 ～ 74 歳の幅広い障害者への
ケアを行っている。ケアファームおよび専用集合住宅にかかるスタッフと
して、有給のスタッフ 20 名（多くが福祉の有資格者）、ボランティア 16 名
が従事している。

　ケアファームを始めたきっかけは、酪農だけで生活することは難しかっ
たためである。

　障害者は朝 9 時までに集まり、リビングでコーヒーを飲みながら 9 時半
までミーティングをし、それぞれの持ち場へ分かれていく。

　作業班はいくつかのチームに分かれており、①ウサギ・ニワトリチーム、
②直売店チーム、③台所チーム、④技術チーム（木工品などを作成）、⑤家
畜の世話チーム（ヤギ・牛の世話、ミルク搾乳など）、⑥有機農業生産チーム、
⑦食品加工チームがある。

　どのチームに入るかは自分で選ぶことができるが、食品加工チームだけ
は高度な作業となるため、スタッフが人選する。しかし、できる限り本人
の自主性を重んじ、能力に応じて作業をしてもらうようにしている。場合
によっては、より高い水準の作業にチャレンジしてもらうこともある。

　現場では障害者にとって作業がわかりやすいように、いろいろな絵で示
すようにしている。

　オランダの人々は年 5 週間ほどあるバケーションのとき、ペットのウサ
ギなどをあずける習慣があることから、ここではウサギのためのホテルを

図 10-3　ウサギホテルでの世話

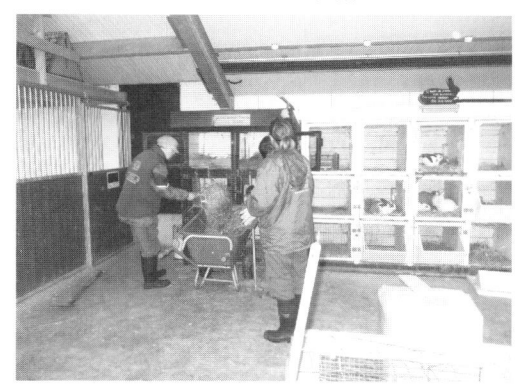

図 10-4　瓶詰する障害者

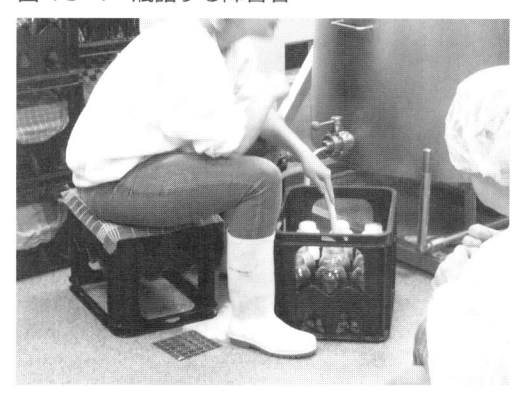

運営している。障害者が、敷き藁の交換や餌やりをする（図10-3）。

　また牛乳を製造しており、障害者は瓶詰、蓋はめ、ラベル貼りを行う。それぞれ1名の障害者が担当しており、スタッフ1名と計4名で共同作業をしている。週700リットル生産し（1瓶1リットル、1.25ユーロ／瓶）、月曜日から金曜日まで作業を行っている（図10-4）。

　チーズについては、週に1日だけ製造している。ここでも障害者3名とスタッフ1名で行っている。このほか、ヨーグルトやバターなども製造している。

　なお、農場内には直売所もあり、農場で製造したチーズ、仕入れた加工

図 10-5 直売場

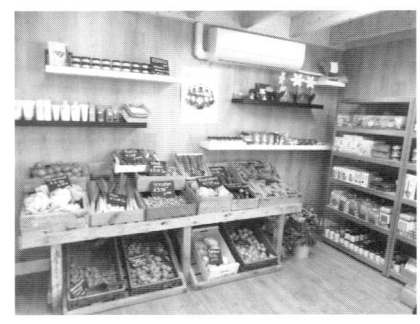

図 10-6 レジ打ちをする障害者（右）とスタッフ（左）

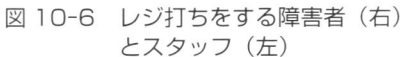
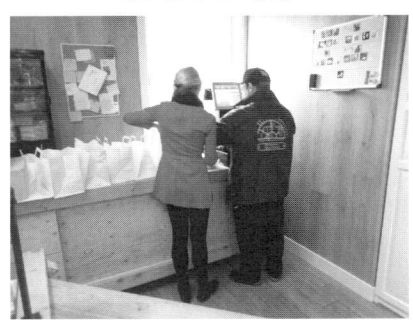

図 10-7 居室の様子

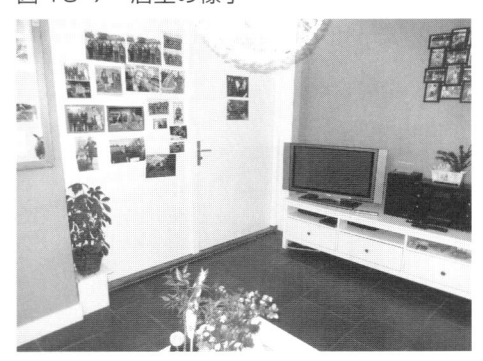

食品、野菜などを障害者1名とスタッフ1名で販売している（図10-5、6）。

　居室はすべてユニットの1DK（バス付き）で、家具は自宅からの持ち込みとなっている（図10-7）。料理については入居者の当番者と料理専門スタッフ2名が行い、食事もなるべく全員でとるようにしている。また掃除も入居者による当番制になっている。常時、障害者へ対応するために、住み込みの支援を行うスタッフを1名配置している。家賃は月300 〜 400ユーロとしている。

2．果樹・野菜生産＋直売所＋カフェ＋観光農園＋ケアファーム

　「Fruittuin van West（西の果樹園）」という農場は、2014年より夫婦2人でアムステルダム市郊外の農地を市より借りて（50年契約）、果樹・野

菜生産、直売所、カフェ、観光農園、そしてケアファームに取り組んでいる（図10-8）。元々ドイツとの国境付近で農業生産をしていたが、同年都市近郊へ移り住んだ。

　自己資金と銀行からの借り入れにより直売所およびカフェ施設整備・機械を購入し、農地内の整備については自分たちで行った。

　農業生産のコンセプトはバイオダイナミック農法による有機農業で、農薬は使用せず天敵の虫を導入して防除し、鶏糞－農作物－餌による循環型農業に取り組んでいる。農地は畑5haで、そのうち1.5haは輪作のために休ませ、3.5haで生産を行っている。20種類ほどの果樹や野菜を生産し、約250羽の鶏を放し飼いしている（図10-9）。

　農作業は夫婦が行い、直売所およびカフェは、雇用したスタッフ4名、ボランティア1名、大学生1名（インターンであるため無償）が運営している。

　肥料は鶏糞のほか、剪定した果樹の枝などの木製チップを堆肥にしている。この堆肥づくりで発生する熱を活用し、水を温め、循環させ、床暖房にしている。そのため暖房費用は0円である。

　観光農園は春から秋の月から土曜日までで、ここでは消費者に自分で収穫してもらい、作物別にkg当たりで販売している。リンゴやナシは1ユーロ／kg、サクランボは10ユーロ／kgにしている。市内のスーパーで購入するより安い価格となっている。

　ここには数名の知的障害者が通い、居場所として農作業の補助作業に取

図10-8　カフェ(左側)、直売所(右側)　　図10-9　畑での鶏の放し飼い

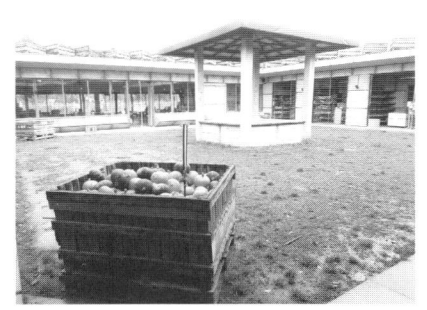
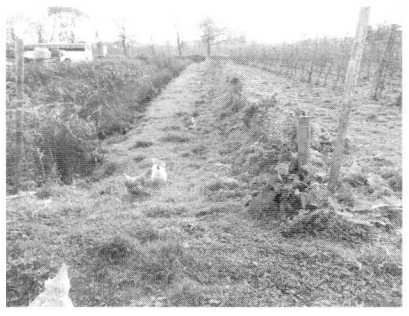

り組んでいる。植物、人間、動物の間の循環を大切にし、自然の多様性そして人間の多様性を重視した農業、ケアファームに取り組んでいる。

3. 果樹生産・酪農＋キャンピング場＋ケアファーム

　ホールン市近くのウィジデンス村にある「de Groene Hoeve（グリーン農場）」は夫婦2人による家族経営で、果樹生産・酪農、キャンピング場の提供、そしてケアファームによって収入を得ている。

　社会において多くの困っている人々の受け入れる場をつくるために、夫婦はそれまで勤めていた保険会社を辞め、15年前より農業を始めた。最初からケアファームに取り組みたかったが、初めの7年間は農業を勉強し、農業技術を習得してからケアを開始した。

　農業規模は畑3.5ha、ヤギを約200頭飼育している（図10-10）。畑ではリンゴ・ナシなどの果物の生産が中心で、有機農業に取り組んでいる。ヤギの餌も有機のものとしている（ただし餌は購入）。

　スタッフは夫婦およびボランティア。そして障害者5名が通っており、障害者の多くは、自閉傾向のある精神障害者である。

　ケアサービスを提供する日は月・火・木・金曜日の週4日間で、提供時間は①9時から16時、②午前のみ、③午後のみの三つに分かれている。

　ここでの障害者の主な作業は、ヤギミルクの搾乳、庭の草取り、畜舎の掃除などの簡単な補助作業としている。農場ではミルクを生産し、業者へ販売している。加工についても検討したが、EU基準が厳しく、投資も人も技術も必要なことから、また自分たちの目指すケアではないと考え、取り組まないこととしている。

図 10-10　ヤギの厩舎

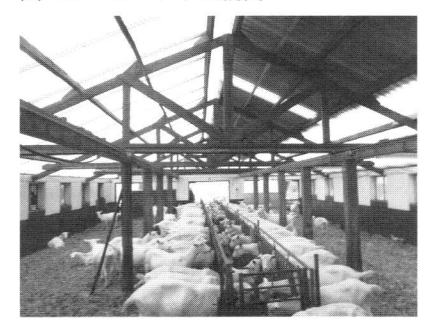

　夫婦は、お金より「クオリティ・オブ・ライフ」の生活を求めており、現在はかつての二人の収入の半分ほどだが充実した生活を送っているという。したがって、5名の障害者に対応するには2名で限界があることから、これ以上規模を拡大するつも

りはないという。

　農場を始めるに当たっての初期投資は8,000万円かかり、自己資金と銀行からの借り入れで賄った。

　ミルクは毎週月曜に搾乳し、組合に販売している。1回の搾乳で1頭からおよそ12.5Lを絞ることができる。繁殖も行っているが、雄が生まれた場合は屠畜している。

　キャンピング場については、顧客

図10-11　家具が設置されたキャンピング小屋内

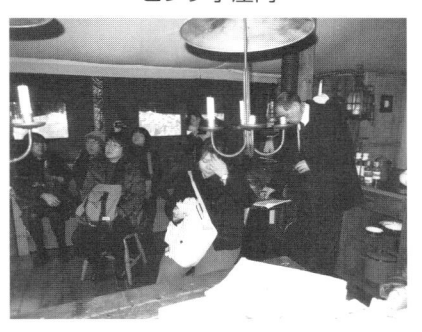

がキャンピングカーで泊まりにくる。あるいはキャンピング小屋（テントの大きなもの）も整備しており、ここにはベッドや薪ストーブなどが設置され、気楽に宿泊できるようになっている（図10-11）。農場では、加工食品は製造していないが、シャンプーや石鹸を製造・販売している。

　ここではケアファームや障害者に対する強い想いを持つ農業生産者が、自分たちの生き方として取り組んでいる。

わが国との比較

　オランダでは、ケアファームは農業生産者が障害者に対して福祉サービスを直接提供することが、農業生産者の収入となり、一つの役割となっている。また障害者が農業生産者に対して直接報酬を支払うことから、農業生産者は障害者にとって満足度の高いサービスを提供することが求められる。障害者側には選択する権利があり、さらに農業生産者がしっかりとサービスを提供しているか第三者による評価を受けることが必要となっている。またサービスを提供するに当たっては、多くのボランティアが関与し、質の高いボランティア活動を実施している。なお、オランダでは会社・行政などにおいて職員によるボランティア活動のための休暇を取得しやすい環境・雰囲気が整えられ、かつその専門知識や資格を活かしている。

　日本では、福祉サービスを提供するのは都道府県・中核都市・政令指定都市から指定を受けた障害福祉サービス事業所であり、事業所が報酬を得

表 10-1　オランダと日本（障害福祉サービス事業所による取り組みモデル）の比較

	オランダ	日本
名　称	ケアファーム	農福連携（狭義の意味）
目　的	障害者等の居場所づくり	「障害者」の就労・就労訓練
対　象	障害者（子供～高齢者）	障害者（原則64歳以下）
政　策	公的医療保険政策が中心	公的福祉政策が中心
特　徴		
①サービス提供内容等権限	基礎自治体	国
②主なサービス提供主体	農業生産者等	障害福祉サービス事業所
③サービス実施者	○さまざまな資格を持つ者。 ○研修を修了した者。 ○行政からの認定。 例）妻、ボランティア	国の定める施設・人員などの要件を満たし、認定を受けた事業所スタッフ。
④サービスの選択権	障害者	「障害者」
⑤サービス提供主体への報酬支払者	障害者、行政	行政（「障害者」） ※スタッフの給与は保証。
⑥サービス提供主体の福祉サービスに対するインセンティブ	〈サービスの質〉 強い 〈想い〉 共に過ごしたい	〈サービスの質〉 やや弱い 〈想い〉 共に働きたい、過ごしたい
⑦その他	○多くのボランティアが、質の高いサービスを提供する。 ○第三者による評価を受ける。 ○障害者は居場所としてサービスを利用する。	○中度・重度の「障害者」が働く。 ○「障害者」が、事業所から賃金を得る。

　て、役割を果たす。日本でも制度上、「障害者」が事業所へ報酬を支払うことになっているが、実質的には事業所が代理で請求し、行政から報酬を得ている。

　ケアファームをわが国の農福連携と比較すると、ケアファームは就労訓練や就労が目的というよりも障害者の居場所づくりであり、そのサービスを提供する農業生産者は障害者から報酬を得るものといえる。現地調査では、わが国でいう知的障害者・精神障害者の中度・重度の人々は、特に居場所づくりの中で農作業をしているようであった。

　一方、日本で近年広がる農福連携は、就労訓練や就労を目的としたものとなっている（本稿では、農福連携の障害福祉サービス事業所による取り組みモデルと比較する。表10-1）。また、オランダに比べると中度・重度の「障害者」であっても働き、「障害者」は反対に事業所から賃金を得ていること

とが多いとみられる。

　オランダと日本では、選ばれる質の高い福祉サービスを提供するというインセンティブがオランダの方が強いといえる。これは、第三者によるいくつもの評価があること、障害者から報酬を得なければ、農業生産者の収入に影響するためと考えられる。日本でも「障害者」はサービスを利用するに当たっては 1 割負担となっており、1 割分を「障害者」から報酬を得ることができるようになっているが、一定の条件内であれば、「障害者」が負担することはない（したがって、実質的には「障害者」が負担すること（＝事業所が「障害者」から報酬を得ること）は極めて少ない）。ただし、どの事業所を選択するかは、オランダ同様「障害者」に選択権がある。

　また、現地調査先では、コストカットをして効率化を図る、あるいは大規模化をしていくというインセンティブはみられなかった。ケアファームによってより儲けようというより、現在の自分のライフスタイルを大切にしたいと考える農業生産者が多い。それは、ケアファームに取り組む農業生産者は夫婦であり、配偶者が福祉や看護等の有資格者であったり、「弱者のための居場所をつくりたい、大切にしたい」というマインドを持つことが多いため、あるいはケアファームに取り組むために農業を始めているといったことが考えられる。

　日本では、事業所は一定の要件を満たすことで行政より報酬を得ることができる。障害者支援費制度が導入され（現・障害者統合支援法）、措置ではなく「障害者」から選ばれる事業所になったが、職員の収入は保証されているため福祉サービスの質に関するインセンティブはそれほど大きくはない。一方、近年、一部の農業生産者が NPO 法人や一般社団法人を設立し、障害福祉サービス事業に取り組む例も出てきている。これは「障害者」により高い賃金を支払うことや、より質の高い就労訓練を実施することを目的としたものが多い。

　オランダと日本では、障害者を取り巻く制度が大きく異なっているが、ケアファームや農福連携に取り組む農業生産者や事業所の障害者に対する「障害者と共に」という想いは共通するといえよう。

ケアファームと農福連携

　最近、日本でもケアファームに取り組む動きが徐々にではあるが広がりつつある。だが、オランダのケアファームとは異なるようである。「障害者」というより要介護認定者である高齢者等のためのケアやレクリエーションを目的としている傾向が窺われる。

　オランダのケアファームというのは、実はわが国の広義の農福連携の一つである。農福連携の「農」は農業だけでなく、林業や水産業、そしてエネルギー産業も含まれる。「福」についても、「障害者」だけでなく要介護認定高齢者を含み、さらには生活困窮者・生活保護受給者・シングルマザー・難民なども対象となる。目的も、就労・就労訓練のほか生活訓練・ケア（介護）・リハビリテーション・レクリエーション・交流・生きがいづくりなどとなっている。

　つまり障害者×ケア×農業というケアファームも農福連携の一つといえる。今後、わが国の農福連携が狭義から広義に広がり、そして世界中で中度・重度者の障害者の就労・就労訓練を目的とした狭義の農福連携、そして広義の農福連携が広がることを期待したい。

注
1)　濱田健司（2016）『農の福祉力で地域が輝く』創森社、41 頁
2)　WHO は 2007 年に成立したもので、AWBZ の家事援助等の介護サービスの一部を移行させ、障害者や高齢者などの社会参加に制限のある人々の参加を促し、地方自治体が施策を定め実施するもの（大森正博（2011）「オランダの介護保障制度」『レファレンス』国立国会図書館、64 頁）

参考文献
1　鄭玉姫（2017）「オランダ混合農業地域の農家におけるケアファームの運営とその意義」『立教大学観光学部紀要』
2　植田剛司・永井啓一（2018）「農福連携事業による」『公募研究シリーズ 75』全労済協会
3　濱田健司（2015）『「農福連携」の「里マチ」づくり』鹿島出版会

第 11 章　東南アジア諸国における介護人材の確保と育成

医療法人愛正会・社会福祉法人愛正会　法人本部経営研究開発室室長
金川仁子

2025 年、37.7 万人の介護人材が不足

　厚生労働省は、「団塊の世代が 75 歳以上になる 2025 年には、介護職員が 37.7 万人不足する」という推計を明らかにした（図 11-1）。介護保険制度が創設された 2000 年の介護職員数は約 55 万人であったが、その後 2013 年には 171 万人になり、13 年間で約 3 倍にも達した。しかしそれでもなお、介護の人手不足は続いている。高齢者が増加する一方で、現場を離れていく介護職員が後を絶たないことがその原因のひとつだ。介護労働安定センターの実態報告によると、入職から 3 年未満の退職者数は全体の 74％を占め、そのうちの 6 割が他職種へ転職するという結果が出ている。すなわち、長続きする介護職員は 4 人に 1 人、退職者の多くがのちに他の仕事を選んでいることになる。このような状況の中、2025 年には全国で 253 万人の介護職員が必要とされる見込みだ。しかし、供給できる数は 215 万人と言われ、実際に人材確保に関する施策面での押し上げがあったとしても、その需給ギャップは約 37 万人にも及ぶのだ。まさに、団塊の世代が後期高齢者になる時期に、満足に介護を受けられない要介護者が続出することになる。

　今後は、高齢者が高齢者を介護する「老々介護世帯」が今よりも増加する。また、最近よく話題になる高齢ドライバーにみられるような、軽度の認知症高齢者の急増も見込まれている。さらに、医療介護の必要性が高い高齢者でも、住み慣れた自宅で可能な限り生活を続けるという、いわゆる「在宅ケア」を重視する風潮にある。このように医療介護サービスのニー

図 11-1　2025年に向けた介護人材にかかる需給推計

○都道府県推計に基づく介護人材の需給推計における需給ギャップは37.7万人
　（需要約253万人、供給約215万人）。
○都道府県においては、第6期介護保険事業支援計画に需給推計結果に基づく需給ギャップを埋める
　方策を位置付け、2025（令和6）年に向けた取組を実施。
○国においては、今次常会に提出中の「社会福祉法等の一部を改正する法律案」による制度的対応や、
　都道府県が地域医療介護総合確保基金を活用して実施する具体的な取組などを含めた施策の全体像
　（「総合的な確保方策」）を取りまとめ、2025（令和6）年に向けた取組を総合的・計画的に推進。
○3年1期の介護保険事業計画と併せたPDCAサイクルを確立し、必要に応じて施策を充実・改善。

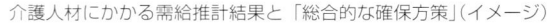

介護人材にかかる需給推計結果と「総合的な確保方策」（イメージ）

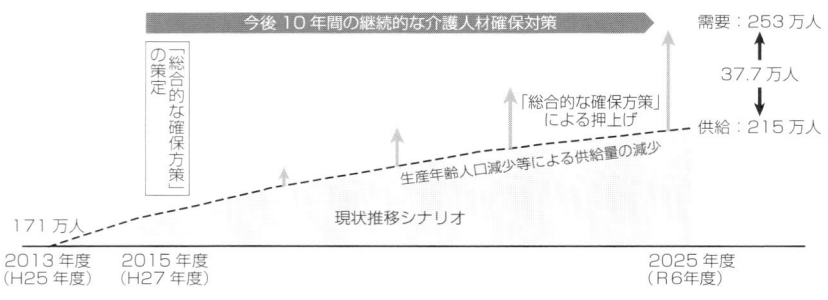

注：1）　需要見込み（約253万人）については、市町村により第6期介護保険事業計画に位置付
　　　　けられたサービス見込み量等に基づく推計。
　　2）　供給見込み（約215万人）については、現状推移シナリオ（近年の入職・離職等の動向
　　　　に将来の生産年齢人口の減少等の人口動態を反映）による推計（平成27年度以降に追加
　　　　的に取り組む新たな施策の効果は含んでいない）。
　　3）　「医療・介護に係る長期推計（平成24年3月）」における2025年の介護職員の需要数は
　　　　237万人〜249万人（社会保障・税一体改革におけるサービス提供体制改革を前提とした
　　　　改革シナリオによる。現状をそのまま将来に当てはめた現状投影シナリオによると218
　　　　〜229万人。推計値に幅があるのは、非常勤比率の変動をみこんでいることによるもの。
　　　　同推計及び上記の推計結果のいずれの数値にも通所リハビリテーションの介護職員数は
　　　　含んでいない）」
出所：社会・援護局福祉基盤課福祉人材確保対策室

　ズはますます多様化し、「量」のみならず同時に「質」も重視されること
になるだろう。介護の供給量さえ追いつかない状況下で、質と量が伴う医
療介護サービスをいかに提供していくのか、大きな課題である。
　　介護人材の不足と高齢化は、日本だけの問題にとどまらない。アジア
諸国の高齢化率は、2035年に韓国では26.1%、シンガポールでは25.5%、
中国では20.3%、タイでは21.7%に達すると推計されている。さらに、イ
ンドネシア・マレーシア・フィリピンは、2035年までに高齢化率7%を超

える高齢化社会に、中国は 14％を超える高齢社会に、韓国・シンガポール・タイは 21％を超える超高齢社会に突入することになる。

　一方、高齢化率が 7％から 14％に達するまでの時間をみると、日本が26 年間かかったのに対して、韓国とベトナムでは僅か 18 年、シンガポールでは 19 年、タイでは 22 年となっており、いずれの国においても日本を上回る勢いで高齢化することになる（図 11-2）。

　このように高齢化の問題は、日本だけではなく中国・韓国をはじめとするアジア諸国が共通して抱える問題なのだ。特に、人口 13 億人を擁する中国では、2026 年に高齢社会に突入する。さらに、2035 年には高齢化率が 20％を超え、後期高齢者の数だけでも 2.6 億人とされている。その一部が要介護者になったとしても、相当数の介護人材が必要になるだろう。このような世界の高齢化の潮流にともない、日本は同じ問題を抱えた国々から、先駆けの国として注目されている。アジア諸国に足を踏み入れてみると、送り出し機関と称する現地の人材派遣会社では、既に「KAIGO」・「日本式介護」という造語が生まれており、日本人の介護福祉士による「日本式介護」の初期教育が始められていた。これらの教育を受けた現地

図 11-2　高齢化率が 7％から 14％に増加するのに必要な時間

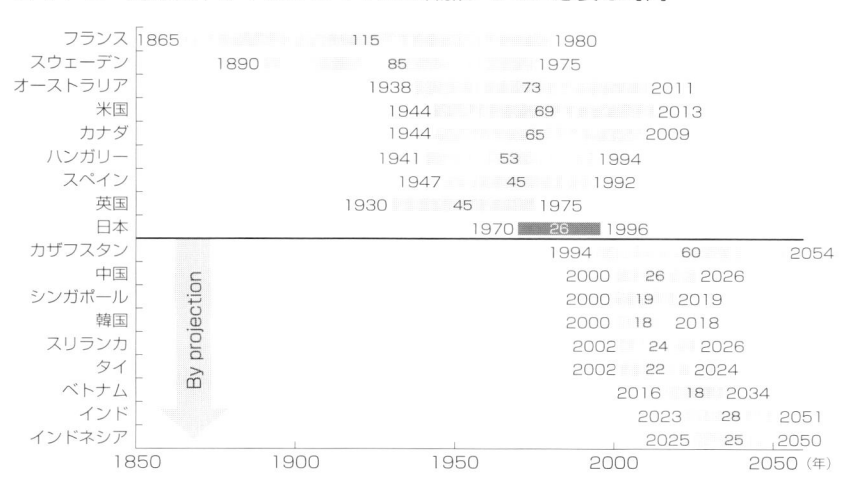

出所：内閣官房・医療戦略室「アジア健康構想」関連資料

の人たちは、現状では日本国内向けの介護スタッフとして育成されている。しかし、今後、日本で介護を実践し帰国した現地人たちは、時を経て日本式の介護を自国に広める担い手となり、専門職としてのキャリアを形成していくことになるのだろう。このような意味で、「わが国の介護人材の確保」と「アジアの高齢化の問題」は切り離して考えることはできず、グローバルな視点で捉えることが重要である。国内の人材不足を解消すると同時に、外国人に日本の介護のノウハウを伝授し、ウィンウィンな関係性を築いていくことが、互いにとって問題解決の糸口になるのではないだろうか。

外国人技能実習制度による人材確保

　国外から介護人材を受け入れるには、いくつかの方法がある。まず一つ目は、平成20年から開始された経済連携協定（EPA）、二つ目が在留資格の「介護」、三つ目が新設された特定技能、そして四つ目が、技能実習制度である。当法人愛正会では受け入れ方法の検討を重ね、技能実習制度を運用して介護人材を確保し、育成することになった。

　この外国人技能実習制度は、平成28年11月に改正され、新しい仕組みの下で再出発した。新制度では技能実習の期間が延長され、従来の3年を5年まで延長することが可能になった。この制度は、平成5年に創設されて以来、発展途上にある国々への国際貢献を目的として、OJTを通して技能移転を図ることが狙いである。その対象職種は、機械金属・繊維衣服など77職種139作業におよぶ。平成29年度末の時点で全国に27万4,000人の実習生が在留しており、実習生の出身国はこれまで中国が最も多かったが、最近ではベトナムやフィリピンの出身者が急増している。

　この制度では、技能実習生は日本語検定の4級相当でなければ入国できず、さらに、1年後には日本語検定の3級に合格することが期待されている。一方、技能面では、1年以内に基礎級の試験に合格しなければならず、滞在期間を延長するには数々のハードルがある。

　当法人本部の経営研究開発室では、介護職の人材を確保し育成していくために、ベトナム・ミャンマー・カンボジアの3ヵ国を訪問し、実態調査

を行った。現地において具体的に把握した点は、①人材確保と育成の鍵となる送り出し機関の整備状況、②技能実習候補生の語学レベル、③語学・介護技術の研修体制である。さらに、各国の病院や介護現場を訪問して医療介護の実状を把握し、技能実習生を受け入れる上での課題を検討した。

介護の人材確保と育成に向けた現地調査
―ベトナム・ミャンマー・カンボジアの実状―

〈ベトナム編〉

　ベトナムのハノイ市にある送り出し機関と介護訓練センターを訪問した。「送り出し機関」とは、現地において人材を育成・派遣する企業のことであり、現地において日本の技能実習候補生の選抜・日本語教育・専門的な初期研修を行っている。公益財団法人国際研修協力機構（JITCO）によると、ベトナム国内には政府の認定を受けた送り出し機関は約313ヵ所あり、世界で最も多い（2019年7月現在）。このような認定送り出し機関は世界中に1,890機関あるが、他にも無認可の送り出し機関は多数存在している。外国人の技能実習制度では、技能実習機構（OTIT）の監督・指導の下で、監理団体が書類の作成や採用の仲介役となり、介護施設に実習生を派遣する構図になっている。さらに、監理団体は、受け入れ企業への指導や監査を行うだけでなく、技能実習生の保護や支援を行う責務も担っている。

① JVS グループ・高度人材ハイエンド送り出し機関

　ハノイ中心部から車で1時間ほどの郊外にあるJVSの送り出し機関を訪問した。まず、正門を入り目に飛び込んできたのは、校舎に掲げられた巨大な垂れ幕であった。そこには「ようこそ、JVSグループ・真心こめておもてなし」と書かれていた。さらに、校舎のエントランスに着くと、「ようこそ、JVS送り出し機関へ、私たちは家族の一員として、笑顔で真心を込めて介護します！」の文字があった。校舎の4階から提げられた巨大な垂れ幕の文字が霞んでしまいそうなほど、この送り出し機関は広大な敷地内にあり、その面積は72,000㎡（21,780坪）にもおよんでいた（図11-3）。

図 11-3　送り出し機関の正門には両国の国旗
（面積は 21,780 坪）

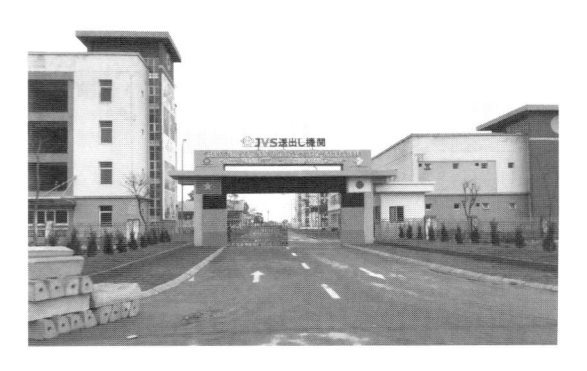

図 11-4　日本行きに向けて語学習得に励む技能実
習の候補生

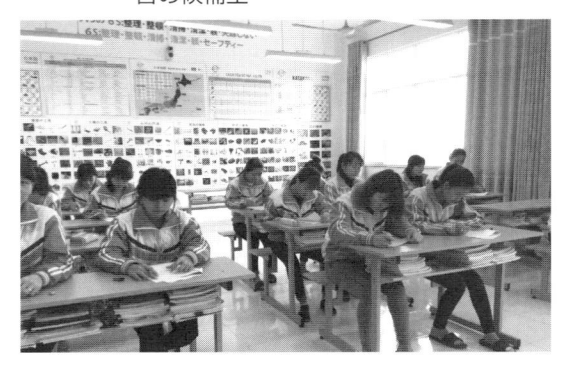

　この送り出し機関は全寮制で、常時約 800 名の学生が学んでいた（図
11-4）。彼らがここに滞在する目的は日本語の習得であり、1コマ 90 分間
の授業を1日に4コマ、朝8時から夕方5時まで行っていた。この校内を
見渡すと、日本の生活環境が見事に整えられ、文化や習慣に至るまで徹底
した教育がなされていた。また、技能実習候補生は制服を着て寮生活を送
り、実際に生活する中で日本の生活様式や慣習を学んでいた。その例を挙
げると、①日本と同じ陳列・会計方式のコンビニエンスストアで、買い物
の仕方を学ぶ、②日本の社員食堂を真似た学食で、列を作って順番を待ち
昼食は日本米を食する、③教務の窓口には、日本の銀行や病院でみられる

電光掲示版や発券機が置かれ、窓口を利用して学生と教務職員は書類の受理申請を行う（図11-5）、④廊下周辺は日本の駅構内と同じ看板やサインで表示されている、⑤校舎内には数種類のゴミ箱が並べられており、ゴミの分別を実践する、⑥和室の教室があり、そこには障子やお茶の道具・布団が揃えられており、日本のライフスタイルを学ぶことができる。そして極めつきは、学生ラウンジに散れることのないサクラが咲き誇り、見事に彩りを添えていた。このように日本を絵に描いたような光景が至るところにみられるのだ。

　さらに、教室内に入ると黒板の上方には、「ここは職場、決められたことは守る、時間と規則‼」のスローガンが高々と掲げられていた。また、室内の壁には日本の地図や物品の名称が写真入りで掲示されて、生活用品から職場で使う道具に至るまで、所狭しと日本語がひしめき合っていた。そして、教室を一歩出れば廊下には左側通行のサイン、階段の一段一段には医療・介護の用語が書かれ、日本を学ぶためのツールが見事に「見える化」されていた（図11-6）。そしてさらに、規則正しい生活を習慣化させるために、朝夕のラジオ体操、5S活動（整理・整頓・清潔・清掃・躾）、就

図 11-6　階段の一段一段に書かれた医療・介護の用語

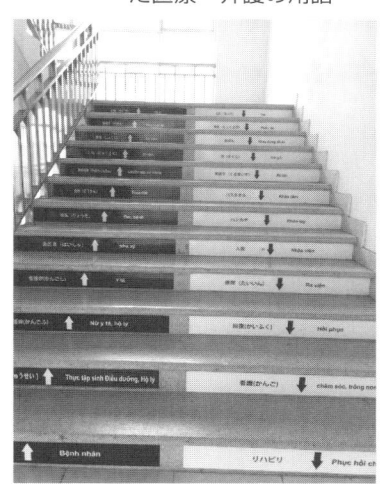

図 11-5　学生は入り口の自動発券機を用いて、窓口で教務職員とやり取りする

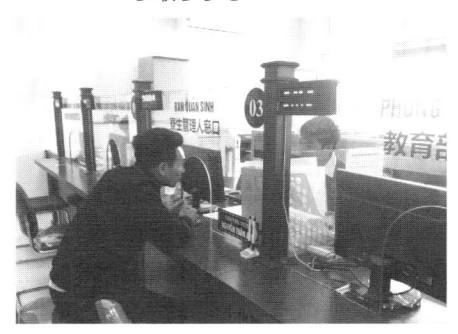

寝前の日記作成と翌朝の日記発表、起床と就寝時間の厳守など、細かい規則の下で生活訓練が行われていた。

② HOANG LONG CMS 人材派遣会社・介護研修センター

　ハノイ市内にある送り出し機関 HOANG LONG 社の介護研修センターを訪問した。この研修センターには約200名の介護の技能実習候補生が在籍しており、語学だけでなく介護技術を学んでいた。教室に入るとまず目に飛び込んできたのは、日本でよく使われている介護機器であった。日本と同じベッドやポータブルトイレを利用し、学生たちは小グループになって実技練習を行っていた。その光景はまるで日本の介護福祉の専門学校の教室のようであった。このクラスの実技を担当するのは、現地在住の日本人の介護福祉士であり、授業の大半は直に日本語で説明する「直接法」を用いていた。このように、ベトナム人の学生たちに日本語で介護技術を指導できるのは、その前提として専門用語を理解しているからであった。

　今回の訪問では、各教室を見学した際にミニレクチャーを行わせてもらったが、大多数の学生が入浴・排泄・整容などの単語を音読することができ、意味も理解していた。また、利用者と介護者の役割練習や声かけがスムーズになされており、懇切丁寧な介助や手技を見せてもらい圧倒された。これらに加え、この訓練センターでは日本語の成績が徹底的に管理されており、教室の壁には成績の一覧表が張り出されていた。また、低い点数が続くと退学になることもあり、試験最中の教室を覗くとただならぬ緊張感がみなぎっていた。

　一方、生活管理も徹底されており、生活上の規律が事細かに掲げられ、違反した場合には日本語の反省文を書いた上で、高い罰金を支払うシステムになっていた。このルールの一例を挙げると、メイクやカラーリング・無断外出の禁止など、すべてに罰金罰則が科せられており、少し厳しすぎる印象を受けた。送り出し機関の関係者によると、このような戒律のある生活を送らせる意図は、日本での技能実習に迅速に適応してもらうためとしていた。しかし、日本に入国してからは現地の研修センターよりも緩やかな生活になることが予測され、そのギャップに実習生たちは混乱してしまうのではないかとさえ感じた。

〈ミャンマー編〉

　ミャンマーには、「認定送り出し機関」が 225 ヵ所あり（2019 年 7 月現在）、ベトナムに比べると数的には少ないものの、人口比でみるとベトナムよりもやや多い。ミャンマーの国内では、医療従事者のマンパワー不足が日本よりも深刻で、看護師については人口 1,000 人当たり 0.3 人と極端に少なく、驚くことにミャンマー国内の医師数よりも少ない。このようなことから、技能実習生の対象を看護師ではなく看護のアシスタントやケアギバーに焦点を当て、養成校と送り出し機関を調査した。また、国内の医療提供体制の実態を把握するために、地域の総合病院や高齢者の医療施設を訪問した。

　①ヒンジゴン老人ホームと敷地内に併設された看護助手の養成校
　ヒンジゴン老人ホームとその敷地内に併設された看護助手の養成校を訪問した。この建物の周辺には高齢者の病院・クリニック・公民館などがあり、そのエリアは人々の地域交流の場となっていた。看護助手の養成校はその一角にあり、学生たちは座学で学んだことを敷地内の老人ホームで実践できる環境にあった。この老人ホーム・ヒンジゴンは 1933 年に設立され、ミャンマー国内に約 70 ヵ所ある高齢者施設のうちの一つであった（図

図 11-7　未知の世界「日本の介護」に耳を傾ける白衣姿の
実習組と私服姿の座学組の学生たち

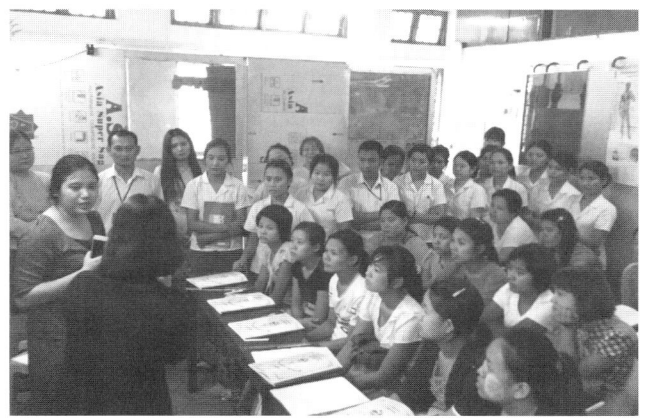

図11-8　養成校での講義風景「日本の　　図 11-9　未知の世界に目を輝かせる
　　　　高齢者の介護≒KAIGO とは」　　　　　　　学生たち

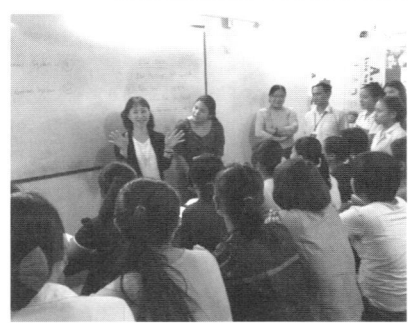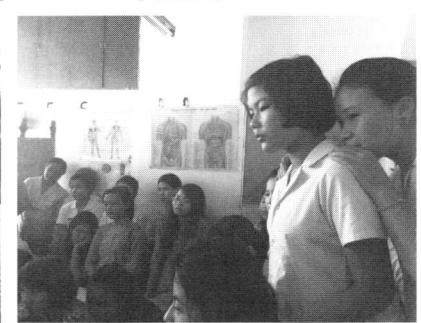

11-7、8、9）。

　また、身寄りのない 70 歳以上の高齢者が約 170 名入所していた。彼ら
の入所費はすべて献金で賄われており、生活に必要な物品・食事等は無償
で提供されていた。運営に関わるスタッフは、医師・看護婦の約 20 名の
みで、その他のスタッフはすべてボランティアで賄われている。それでも、
約 100 名のボランティアスタッフが安定的に確保できており、これらのス
タッフは、自分の休暇を利用して無償で働いていた。このようにボランテ
ィアをいつでも調達できるのは、敬虔な仏教国のなせる業なのだろうか、
苦労を厭わず徳を積むミャンマー人の精神の現れなのだろうか。

　今回の訪問ではミャンマーの高齢者施設や病院を見学したが、日本のよ
うに脳卒中の後の療養や、心身の機能回復を目的としてリハビリを行う患
者・利用者の姿は全く見られなかった。また、総合病院においてもリハビ
リテーションの観念は薄く、ほとんど目にすることはなかった。さらに、
入院患者の多くは衰弱や感染症に起因しており、日本の病院や施設にみる
ような疾病構造とは大きく異なっていた。施設入所者の多くが比較的に若
年で虚弱な傾向にあり、身寄りのない生活困窮者であるのは、この疾病構
造の違いが影響しているのではないかとさえ思えた。敷地内を見学する中
で最も印象に残ったことは、ミャンマーの高齢者施設は比較的に清潔であ
り、利用者たちは穏やかにゆったりとした生活を送っていることであった。
この老人ホームに併設された病院では、助け過ぎない自然な医療が展開さ

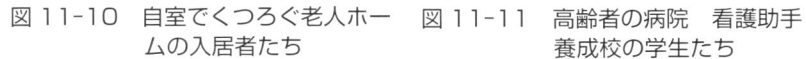

図 11-10　自室でくつろぐ老人ホー　図 11-11　高齢者の病院　看護助手
　　　　　ムの入居者たち　　　　　　　　　　　　　養成校の学生たち

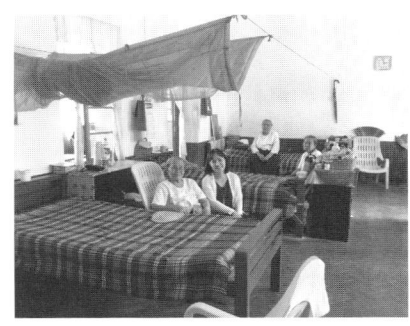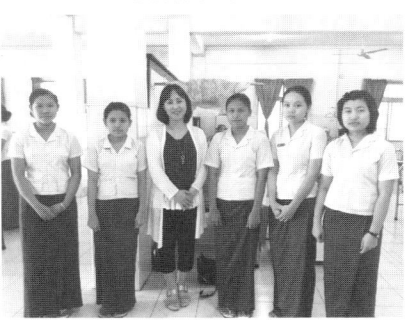

れていた。

　この老人ホームに隣接する看護助手養成校のカリキュラムは、老年看護
と初歩的な介護技術など、13 科目におよんでいた。養成期間は 6 ヵ月間
で定員は 20 名、設立から 8 年が経過し約 300 名の看護助手を病院や施設
に送り出していた。また、学生たちは月曜から土曜日の朝 7 時から 14 時
まで研修を受け、日曜日には老人ホームで介護のボランティアを行ってい
る。この養成所が開設された当初は看護師を養成していたが、今日では高
齢者ケアの必要性を重視して、基礎的な介護技術・知識を学べる看護助手
の養成校へと進化したとのことである（図 11-10、11）。

　ミャンマーの看護助手の養成校の場合、修了するとさまざまな選択肢が
用意されている。その例を挙げると、①国外でハウスキーパーとして働く、
②国内の病院で書類管理などの事務職として働く、③国内の病院や施設で
生活援助を中心とした介護士として働く、④近隣地域でベビーシッターや
ハウスキーパーとして働く、など同じ教育機関で養成されても職域は多岐
に亘っている。今後は、「語学を学び、介護士として日本で就労する」と
いう選択肢が新たに加わることになるのだろうか、大いに期待したい。

②ミャンマー・ユニティー
　—UJLAC（Unity Japanese Language Academic Center）（日本語教育機関）—
　ヤンゴン市内にある送り出し機関「ミャンマー・ユニティー」の介護研

図 11-12　ミャンマー・ユニティーの実習生たち
実技風景

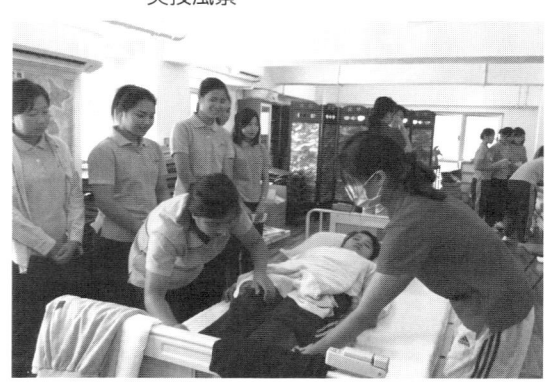

修センターと日本語教育機関を訪問した。このミャンマー・ユニティーの介護研修センターには、約120名の技能実習候補生が在籍しており、既に約40名が日本に入国し、各地の介護施設に配属されていた。今後は、月に80名の実習生の送り出しを予定しており、年間で約1,000名を輩出する体制を構築中であった。この養成施設では約10ヵ月の日本語教育を行い、その後に約1ヵ月で168時間におよぶ介護教育を行っている。また、在学生の約7割は、日本語検定の3級に合格できるほどのレベルにあった。

　ベトナムを訪問した時と同様に、ミャンマー・ユニティーにおいてもミニレクチャーを行わせてもらったが、多くの学生が介護の基本的な用語を理解できていた。また、この機関においてもベテランの日本人の介護福祉士による授業が行われており、学生たちは体位交換の仕方、障害の状況に合わせた身支度の方法について指導を受けていた（図11-12）。授業に臨む彼女たちの表情は真剣そのもので、日本語による行き届いた声掛けやプライバシーに配慮した介助がなされており、介護技術の質の高さがうかがえた。このように入国前から、語学と技術の両面で修練されているので、施設への配属後もスムーズに現場に入っていける印象を受けた。

　日本の介護現場では、ノウハウを学ぶための研修が十分に行えないまま、入職直後から即戦力として期待される傾向にある。このように、人手不足で技術指導ができない→人材が育たない→職員ひとりにかかる負担が大き

く、重責に耐えられない→退職する→いつも人手不足という、慢性的なマイナスの循環が、介護現場では絶えず起きている。日本の介護業界においても、技術力のベースとなる初期の基礎教育を重要視し、ゆとりをもって一人ひとりを育成することができれば、このような負の連鎖を防ぐことができるのかもしれない。

〈カンボジア編〉
プノンペンの送り出し機関とチェンラ大学の教育体制

　プノンペン市内にあるチェンラ大学の看護学部を訪問した。この大学では日本での就労を希望する学部卒業生を対象に、技能実習生の養成講座をスタートさせていた。現地での日本語教育は、豊島区池袋にある語学学校 ISI 学園とチェンラ大学看護学部が提携して行っている。約1年間の養成講座を修了して日本語検定の4級に合格すれば、晴れて日本で介護士として働くことができるのだ。この大学の養成講座では、既に約160名の看護師を介護の技能実習生として輩出している。彼らの多くは病院やクリニックでの臨床経験があり、「普段から少なからず高齢者と接しているので、介護士として働くことに躊躇はない」と語ってくれた。

　これまでに訪問したベトナムやミャンマーの教育体制との大きな違いは、介護教育は入国直後に実施される点にあった。すなわちチェンラ大学の卒業生たちは、日本の研修センターにおいて、介護技術も含む約2ヵ月間の国内研修受講してから、各地の介護施設等に配属される流れになっていた。

　この養成講座修了者の採用試験の方法は、とてもユニークであった。個人の面接試験だけではなく「交流会」と称して、一歩踏み込んだ試験を行っていた（図11-13、14）。交流会で学生たちはグループでダンスや日本語の寸劇を発表し、自己アピールする機会が設けられている。個人面談だけでは把握しきれない部分を、各人のパフォーマンスを通して垣間見ることができるのだ。他の業種と比べると介護の領域は、利用者とのコミュニケーションの能力が殊のほか要求される。それが故に、この交流会で実習生の会話能力や順応性をみることはとても重要であり、ミスマッチを防ぐための最善の策ともいえる。日本語の能力試験にパスして入国できたものの実際に現場に入ってみたら適応できない、という最悪のシナリオも想定さ

図 11-13　交流会でダンスや歌の披露　図 11-14　採用面接の風景
　　　　　チェンラ大学の日本語養成　　　　　通訳者を交えた採用面接
　　　　　コースの修了者

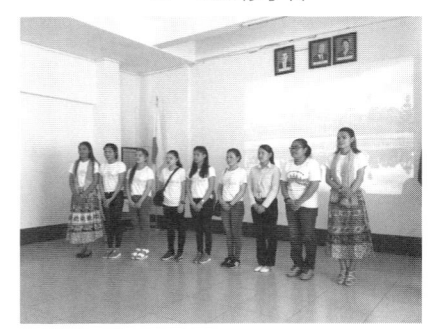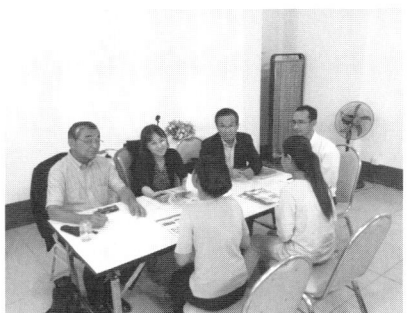

　れる。受け入れる施設側の職員が現地に足を運び、石橋を叩いて採用に当たることが、双方にとって重要なのかもしれない。

受け入れ国の選択肢と今後の課題

　現在、当法人愛正会ではカンボジアから4名の技能実習生を受け入れており、今後はミャンマーやベトナムからの受け入れも検討している。受け入れる国の選定にあたって、これまでに最も重視した点は、文化や宗教的な側面である。双方にとって馴染みやすい国民性でなければ、入国したもののトラブルが多発し、受け入れを継続していくことはできない。このような点を踏まえると、仏教国であることや食事はコメを食する文化であること、さらに性格的に控えめで忍耐強いなどの条件が挙げられ、文化や生活様式が似ている東南アジア諸国に焦点が当たった。

　世界には主要な送り出し国は約15ヵ国あるが、受け入れる側の視点に立てば、①宗教的な観点、②食習慣の問題、③言語的な側面、④経済発展度からみた送り出し機関の体制の整備状況など、留意しなければならない点が挙げられる。反対に送り出す側の視点に立てば、漢字圏である日本は言語的な側面で敬遠されやすく、さらに他国に比べると日本は在留可能期間が短いことが弱点となる。その一方で、フィリピンやシンガポールな

どは英語圏であり、カナダや米国への流入も考えられ、なおかつ在留可能期間が日本よりも長いことが就労希望者にとって魅力となる。このように諸々の条件を整理すると、受け入れ国の選択肢は自ずと限られている。

　外国人の介護職の受け入れを始めてから約 1 年が経過した。彼らの入職後にさまざまな問題が発生することを想定し、現場では全職員を対象に、受け入れに向けた研修を幾度も実施した。しかしその心配をよそに、今では日本人と外国人の双方が少しずつ歩み寄り始めている。外国人職員が配属されるまでに、現場の職員からは多少なりとも批判的な意見を耳にしていた。ところが、いざ一職員として加わると、彼女たちは自らの行動をもってこの批判を払拭したのである。日本人の職員たちは口々に、「教えたことをすぐに覚えて動いてくれるのでとても助かる」、「行動する前に必ず確認を求めてくるのでケアする上でのリスクを回避できる」とささやいていた。当然のことながら、彼女たちは言葉の面では未熟である。しかし、それ以上に持ち前のバイタリティと機転の良さ、慎ましやかさと笑顔で職員たちを完全に魅了していた。また、利用者の名前をすぐに覚えてしまい、屈託のない笑顔で利用者たちの要望に応え、デイルームにはいつしか明るい空気が漂っていた（図 11-15、16）。

　幸いなことに大きなトラブルもなく、外国人の技能実習は軌道に乗っている。しかし今後は、日本人と外国人の双方への働きかけや仕組みづくり

図 11-15　リビングで語らう職員と実習生（特別養護老人ホーム一想園にて）

図 11-16　職員とともに食事を支援する実習生（特別養護老人ホーム松籟荘にて）

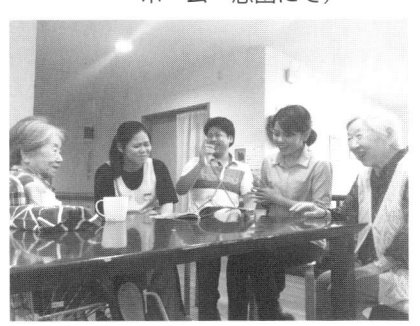

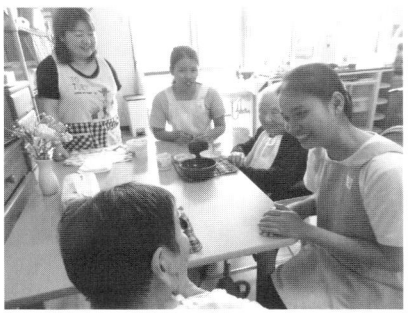

が不可欠である。双方がやり取りをする上で起きている課題をもとに、まず日本人の介護職員のために行っていきたいことは、①外国人にとって理解しやすい「やさしい日本語の使い方」の講座の開催、②さまざまな表現の仕方がある介護用語を統一するためのマニュアルの作成、③日々の申し送り業務での伝達方法の検討、である。さらに、外国人の介護職員のために行っていきたいことは、①地域のボランティアによる日本語教室への参加の支援、近隣の日本語学校講師による施設への出前授業の提供、②民族的孤立を避けるために、地域の国際交流協会などを通して、近隣在住の外国人や地域住民との交流を支援すること、などである。

　今後も時間が経過する中でさまざまな課題が出てくると思われるが、ややもすると外国人を支援するが故に、日本人に大きな負担を強いてしまいかねない。双方にとって働きやすい場を作り、ウィンウィンな関係を築けるように仕掛けていくことが、「共生」の秘訣なのではないだろうか。また、何よりも魅力ある逸材を呼び寄せ、「育て上げた人財」と日本人の職員が、互いに「共生の道」を模索していくことが重要と考えている。

第12章　永生会における外国人看護・介護人 材の育成と、看護・介護を通じた外 国との友好

医療法人社団永生会理事長　安藤高夫

はじめに

　医療法人社団永生会は、永生病院、南多摩病院、みなみ野病院（図 12-1、2、3）をはじめ、診療所、介護老人保健施設、認知症グループホーム、訪問看護ステーションなどをもち、東京都八王子市を中心に、急性期から在宅に至るまで切れ目のない医療・介護を提供している（図 12-4）。

　これらの施設のうち、本稿のテーマである「外国人看護・介護人材の育成」は、永生病院を中心に行っている。永生病院は 1961 年に高齢者医療専門病院として開設された病院で、一般 146 床、回復期リハビリテーション 100 床、地域包括ケア 50 床、医療療養 50 床、介護療養 72 床、精神 130 床の計 548 床で運営している（2019 年 6 月末時点）。

医療・介護をとりまく環境——高齢化と日本人看護師・介護福祉 士確保の難しさ

1. 医療・介護需要の増加

　日本は 2010 年に超高齢社会[1]へと突入した。少子高齢化の影響で、総人口は 2004 年をピークに減少[1]を続けているものの、65 歳以上人口は 2042 年まで増加[2]すると推計されている。

　2017 年の平均寿命は、男性が 81.09 年、女性が 87.26 年[3]であった。一方で、健康寿命[2]は男性が 72.14 年、女性が 74.79 年[3]であり（2016 年）、その差は男性が約 9.0 年、女性が約 12.5 年である。寿命は延びても、何ら

図 12-1　永生病院

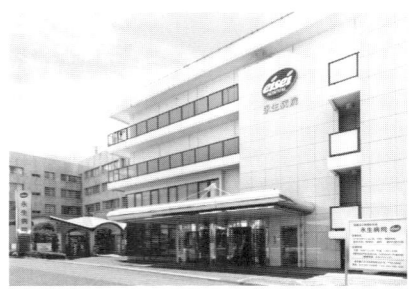

図 12-2　南多摩病院

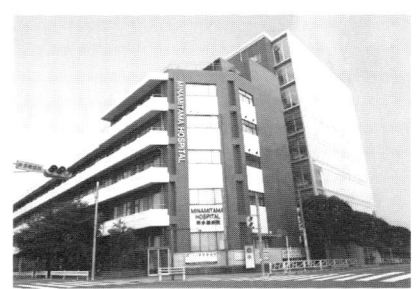

図 12-3　みなみ野病院

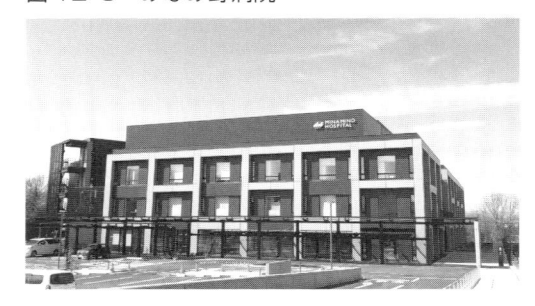

図 12-4　医療法人社団永生会グループ

「医療・介護を通じた　街づくり・人づくり・想い出づくり」を理念としている。

法人	種別	施設名称
永生会	病院	永生病院、南多摩病院、みなみ野病院
	診療所	永生クリニック、クリニック0（ゼロ）、グリーングラス
	介護老人保健施設	イマジン、マイウェイ四谷、オネスティ南町田
	認知症グループホーム	寿限無
	訪問看護ステーション	とんぼ、ひばり、めだか、いるか、口笛
	通所リハビリテーション	スマイル永生
	ケアプランセンター	えいせい、片倉、ぴあの
	八王子市地域包括支援センター	片倉、寺田
	地域リハビリテーション支援センター	
	南多摩高次脳機能障害支援センター	
	在宅総合支援サービス	十字会ケアステーション
明生会	病院	セントラル病院本院、セントラル病院分院、セントラル病院松濤

かの疾病によって日常生活に制限が生じ、医療を必要とすることがわかる。

　また、2017 年の 65 歳以上の方がいる世帯の割合は全世帯の 47.2％[3] であり、そのうち夫婦のみ世帯は 32.5％、単独世帯が 26.4％、親と未婚の子のみの世帯が 19.9％[3] である。老々介護や認々介護の増加が予測され、福祉サービスの利用は必須となる。

　これらより、医療・介護ともに、需要はますます伸びていくと考えられる。超高齢社会の医療と介護を守り、重度な要介護状態となっても住み慣れた地域で自分らしい暮らしを人生の最後まで続けることができるよう、住まい・医療・介護・予防・生活支援を一体的に提供する体制をつくるためには、医療従事者と介護従事者の確保が非常に重要である。

2. 看護人材確保の現状

1）現状

　現在、看護師は約 115 万人が就業しており、年間約 3 万人のペースで増加[4] している。

　看護職員の必要数は、社会保障・税一体改革において「2025 年に約 200 万人」と推計され、現在のペースで新たな看護職員を確保し続けたとしても、大きく不足すると考えられる。

　現在、2025 年に向けて各都道府県で策定が進められている地域医療構想との整合性の確保や地域間偏在等の是正などの観点を踏まえた需給推計や確保策が、「医療従事者の需給に関する検討会　看護職員需給分科会」において検討されている。厚生労働省が示した試算[5] によると、2025 年の病院・有床診療所の看護職員数は約 97 万人で、2016 年から約 1.4 万人の増加が必要である。

2）対応策

　厚生労働省では、2014 年に「人材不足分野等における人材確保・育成対策推進会議（全 4 回）」が開催された。ここでは、看護分野・介護分野・保育分野・建設分野の 4 分野において人材確保をするために、それぞれの職場の魅力を高め（雇用管理改善）、そこに人を誘導する（潜在有資格者対策・マッチング強化）とともに、個々の能力を高めて（能力開発）、更なる

図 12-5　看護・介護分野における人材確保・育成対策

看護分野　　　　　　　　　　　　　　　　　介護分野

人材不足分野における人材確保のための雇用管理改善促進事業（仮称）
●モデルコース（看護分野等）
当該分野の事業主における雇用管理改善の試行を通じて、有効性やノウハウ等の把握・検証及び取組事例の収集を行い、雇用管理改善モデルの構築及び普及・啓発を図る
●実践コース（介護分野）
当該分野の事業主における雇用管理制度の導入支援を行い、雇用管理改善の実践の促進を図る

中小企業労働環境向上助成金の拡充
●中小企業労働環境向上助成金を見直し、中小企業以外への適用拡大、助成対象メニューの追加、目標達成助成の創設など、職場定着支援助成金（仮称）として拡充を行う

雇用管理改善（魅力ある職場づくり）

医療勤務環境改善の調査研究等
●医療分野の「雇用の質」向上マネジメントシステムに基づく医療機関の取組に対する支援の充実を図るための調査・研究等を実施

○介護労働安定センターによる雇用管理コンサルタント等による雇用管理改善等援助事業

介護報酬における評価
○介護職員の処遇改善を図るため、平成24年度介護報酬改定時に「介護職員処遇改善加算」を創設し、介護報酬における評価を行っている

医療労務管理支援事業
●労務管理面でのアドバイザー配置
医業分野アドバイザー事業
●診療報酬制度面、医療制度・医事法制度、組織マネジメント等に関する専門的アドバイザーの派遣

新たな財政支援制度の創設
○「労働環境・処遇の改善」の観点からの対策を実施

○医療機関の勤務環境改善に関する改正医療法の施行に向けた関係団体等への説明時に、雇用管理改善も含めて説明

雇用管理改善（魅力ある職場づくり）キャンペーン
○厚生労働省本省・都道府県労働局から関係団体等への周知・啓発活動を、全国で順次実施中

潜在有資格者対策

福祉人材確保重点プロジェクト
●介護、看護の各分野におけるサービスを担う人材の安定的な確保を図るため、全国の主要なハローワークに「福祉人材コーナー」を整備し、福祉人材の確保に向けた取組を推進
●実施地域の拡大等、介護、看護の各分野における取組内容の充実により、マッチング機能の強化を図る

ナースセンターの機能強化
●看護師等免許保持者が離職時等に都道府県ナースセンターへ届出をする制度の創設等

新たな財政支援制度の創設
●「参入促進」「資質の向上」の観点からの対策を実施（具体的な内容は予算編成過程で検討）

３センターとハローワークとの連携の抜本強化
○ハローワークの全国ネットを活用し、「（事務職等の他職種を希望者も含めた）潜在有資格者の掘り起こし⇒有資格者・求職者の情報収集⇒３センターとの共有」を実施し、３センターの機能の抜本強化を図る

新人看護職員研修事業
○新人看護職員が基本的な臨床実践能力を獲得するための研修を実施

新たな財政支援制度の創設
●「資質の向上」の観点からの対策を実施

能力開発

認定職業訓練制度の拡充
●介護等の人材不足分野における中小企業事業主等が実施する認定職業訓練の経費の一部について、補助の拡充を検討

キャリア形成促進助成金の拡充
●職業訓練などを実施する事業主等に対して訓練経費や訓練中の賃金を助成し、労働者のキャリア形成を効果的に促進

看護師の特定行為に係る研修制度
●今後の在宅医療等を支えていく看護師を計画的に養成

公共職業訓練の拡充
●介護等の人手不足分野における再就職を支援するため、各分野の公共職業訓練を拡充する

出所：「人材不足分野等における人材確保・育成対策推進会議　取りまとめ」（厚生労働省）より
　　　「資料１　介護・保育・看護・建設分野における人材確保・育成対策の全体像」を改変

キャリアアップに結びつけていくこと（好循環の実現）が重要であると指摘され[6]、対策が行われた（図 12-5）。

　また現在、「医療従事者の需給に関する検討会　看護職員需給分科会」において、「新規養成」「復職支援（届出制度の改善、ナースセンターの機能強化）」「定着促進（勤務環境改善（夜勤従事者の確保等）、医療現場におけるハラスメント対策の推進、看護補助者の確保・活用、看護管理者によるマネジメント）」「訪問看護、介護分野等における看護職員の確保」「地域間、領域間における偏在への対応」「看護職員の確保策推進の仕組み」という六つの課題と方策が検討されている[7]。

3）医療機関における現状

　各医療機関においても、新たな人材を確保するための大小さまざまな努力を行っているものの、看護師の採用は地域性や診療科、施設によって大きく異なる。特に、新卒看護師は、地方よりも都市部での、慢性期医療や介護施設よりも急性期病院への就業希望が多い。このため、都区外の慢性期病院である永生病院では、看護師を確保する「量」的な問題が大きくのしかかる。

　また看護職は、認知症高齢者への医療提供といった医療ニーズの多様化や、技術の複雑化に伴う医療の高度化などにも対応していかなければならない。このため、看護師採用の際には、さまざまな課題に適応できるかという「質」的な問題も検討しなければならない。

3．介護人材確保の現状

1）現状

　現在、介護職員は約 187 万人が就業しており、この 10 年で約 64 万人増加[3]した。

　しかし、第 7 期介護保険事業計画の介護サービス見込み量等に基づいた推計によると、2020 年度末には約 216 万人、2025 年度末には約 245 万人が必要[8]とされており、大きく不足すると考えられる。

　一方で、介護福祉士[3)]の国家試験受験者は順調に増え、10 年近く 14 万人前後を推移していたが、2017 年に半減し、ここ数年は受験者数が少な

い状態が続いている。受験者数が減少して以来、合格率は 70％台を維持しているが、平均合格率は 55.2％[9] であり、不足することが予測されながらも養成は困難を極めている。

2）政策

　介護人材を量と質の両面から確保するため、介護職員の処遇改善、多様な人材の確保・育成、離職防止・定着促進・生産性向上、介護職の魅力向上、外国人材の受入れ環境整備などを行っている[10]。特に処遇改善に関しては、2019 年 10 月の消費税率の引き上げに伴い、更なる処遇改善が実施された。

3）医療機関における現状

　しかし、この処遇改善には大きな欠陥がある。現在、月額平均 5.7 万円相当の処遇改善が行われているが、対象となるのは介護保険制度下にある施設の介護職員のみであり、医療保険制度下にある病院に勤務する介護職員に対しては処遇改善が行われていない。つまり、ある病院の介護療養病棟に勤務する介護職員には処遇改善があるが、医療療養病棟に勤務する介護職員には処遇改善がないことになる。ほぼ同じ職務内容で月額 5.7 万円の給与差がつくため、ジョブローテーションなどもうまくいかない。このため、介護療養病棟と医療療養病棟を併設する医療法人では、同じ金額を法人内で捻出して上乗せしているところも多い。

　2019 年 10 月からの更なる処遇改善についても同様の処理を行わなければ、不公平感により介護職が介護施設に流れることが懸念される。しかし、同様の処理を行えば、病院経営を逼迫することは明白である。

外国人看護師・介護士をめぐる状況

1.　世界の高齢化とアジア健康構想

　高齢化は日本だけの問題ではない。特にアジア諸国では、今後、急速に高齢化が進むことが予想されており、高齢化率が 7％（高齢化社会）から 14％（高齢社会）に達するまでの所要年数は日本を上回る（図 12-6）。この

図 12-6　アジア諸国の高齢化と主要国における高齢化率が 7％から 14％へ要した期間

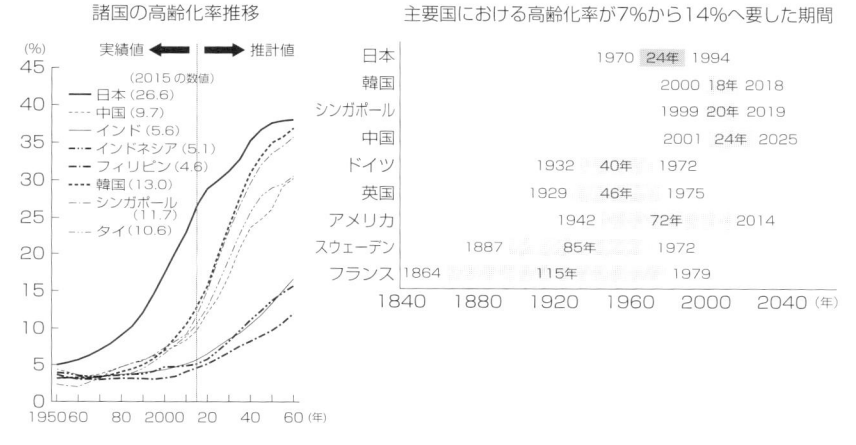

出所：令和元年版『高齢社会白書』

ため、アジア各国は、超高齢社会先進国である日本の医療・介護の制度に熱いまなざしを注いでいる。

　日本は SDGs（Sustainable Development Goals）の Goal 3 である UHC（Universal Health Coverage）[1] 達成への貢献を視野に、アジア健康構想を打ち立てた。特に、今後アジアにおける需要が増加すると考えられる介護分野については、日本で介護を学ぶアジアの人材を増やすとともに、アジア各国における介護事業を支援することで、日本で学んだ人材が自国等に戻った際の職場を創出することで、アジア全体での人材育成と産業振興の好循環を目指している。

2．外国人看護師の受入れの現状

1）EPA 看護師

　経済連携協定（Economic Partnership Agreement：EPA）に基づき、インドネシア（2008 年～）、フィリピン（2009 年～）、ベトナム（2014 年～）から、EPA 看護師候補者を受け入れている（図 12-7）。

　EPA 看護師・介護福祉士候補者の受入れは労働力不足への対応とし

図 12-7　EPA 看護師候補者受入れの推移

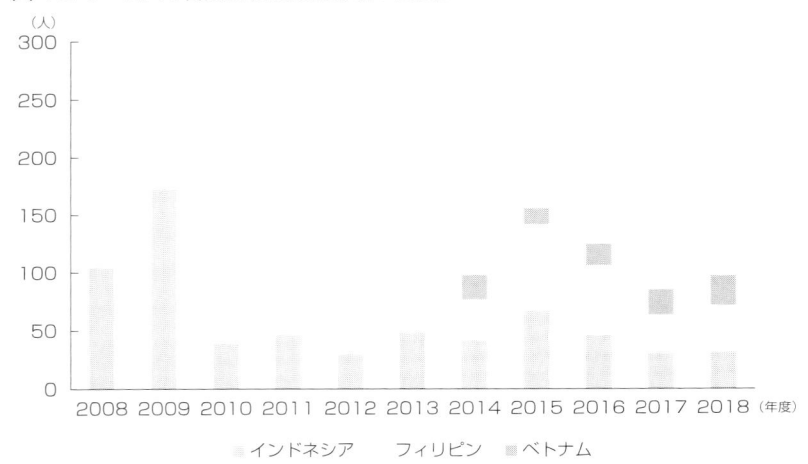

出所：厚生労働省ウェブサイト、インドネシア、フィリピンおよびベトナムからの外国人看
　　　護師・介護福祉士候補者の受入れについて「経済連携協定（EPA）に基づく外国人看
　　　護師・介護福祉士候補者の受入れ概要」

て行うものではなく、相手国からの強い要望に基づき交渉した結果、経済活動の連携の強化の観点から実施されており、国際厚生事業団（Japan International Corporation of Welfare Service：JICWELS）が日本側の唯一の受入れ調整機関として位置づけられている。

　EPA 看護師候補者・介護福祉士候補者の日本語能力は、訪日前に、インドネシア・フィリピンでは日本語能力試験 N5（基本的な日本語をある程度理解できるレベル）程度以上、ベトナムでは日本語能力試験 N3（日常的な場面で使われる日本語をある程度理解することができるレベル）合格が要件となっている。

　EPA 看護師候補者は現地の看護師資格を有し、2 ～ 3 年の実務経験があることが要件となっている。送出し国で 6 ～ 12 ヵ月間日本語研修を受けたのち来日し、2.5 ～ 6 ヵ月間にわたって看護・介護別に集合教育を受けたのち、各受入れ施設で就労することになる。候補者は現地で国際厚生事業団と面談をするが、受入れ施設も任意で候補者と面談することができるため、この時を利用して自施設に来てもらうよう説明を行う。受入れ

が決まると、受入れ施設は現地から受入れまでの教育費や渡航費を負担し、国家試験取得までの教育・就業・生活を支援していくことになる。看護師国家試験は、入国後3年間は受験が可能で、ある一定の基準点数を取った場合のみ1年間の滞在延長と4回目の国家試験受験が許可される。

　EPA看護師候補者の合格率は年々上昇しているものの最高で17.7％であり、受験者全体の合格率が90％前後であるのに対し、合格率は非常に低い（表12-1）。この合格率の低さは、母国での看護師資格をもち、実務経験があったとしても、3〜4年で多岐にわたる日本の看護教育の内容を、日本語で理解しながら学ぶにはそれ相応の努力を要するということである。

　厚生労働省は「看護師国家試験における用語に関する有識者検討チーム」の提言に基づき、日本語を母語としない候補者が日本語のハンディキャップを補えるよう、2011年実施の看護師国家試験から候補者に配慮し、難解な用語・表現は言い換え、疾病名には英語を併記した問題を作成している。また、一般受験者の試験時間が合計5時間20分に対して、EPA候補者は7時間と1.3倍に延長するとともに、すべての漢字にフリガナをつけた問題用紙で実施している。それでも候補者にとって国家試験合格は高い壁となっている。

2）在留資格「医療」

　日本で看護師として就労を希望する外国人は多く、斡旋する業者も存在する。

　中国やベトナムには、大学の看護部に日本コースを設け、日本で就労を希望する学生に対して専門科目に加え、日本語や日本独自の専門教育（医療福祉制度や老年看護学など）を行っているところもある。これらの大学の卒業生は、日本語能力試験N1を取得して訪日し、看護師国家試験を受験する。

　看護師としての資格を取得していることから入職時から新卒看護師として現任教育が開始できる。また、日本語能力が高いため、比較的良好なコミュニケーションがとれる。

3. 外国人介護士の受入れの現状

　外国人介護職の受入れは、EPA、外国人技能実習制度、在留資格「介護」の三つの方法に加えて、2019年4月から特定技能1号が新設された。この他、留学ビザで来日し、資格外活動の許可を得て、週28時間という勤務時間上限の下で就労している人も相当数いるとみられる。

1）EPA 介護福祉士候補者

　EPA看護師候補者と同様、インドネシア（2008年～）、フィリピン（2009年～）、ベトナム（2014年～）の3国から受け入れている（図12-8）。

　EPA介護福祉士候補者は現地の看護学校を卒業していることが条件となっている。来日し、3年以上の実務の後、4年目に1回のみ国家試験を受験する。不合格となった場合は帰国となるが、希望者は短期滞在で再度入国し受験可能である。

　介護福祉士国家試験の合格率も年々上昇しており、ここ数年は50%前後を推移している（表12-1）。介護福祉士国家試験においても、すべての

図 12-8　EPA 介護福祉士候補者受入れの推移

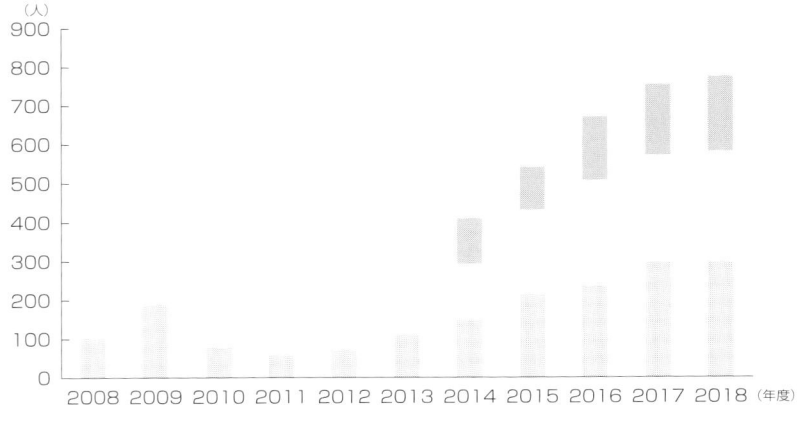

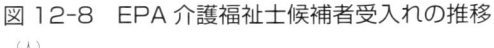

出所：厚生労働省ウェブサイト、インドネシア、フィリピンおよびベトナムからの外国人看護師・介護福祉士候補者の受入れについて「経済連携協定（EPA）に基づく外国人看護師・介護福祉士候補者の受入れ概要」

表 12-1　国家試験合格率の推移

受験年度(年度)	インドネシア			フィリピン			ベトナム			合計		
	受験者数	合格者数	合格率(%)	受験者数	合格者数	合格率(%)	受験者数	合格者数	合格率(%)	受験者数	合格者数	合格率(%)
	看護師国家試験											
2008	82	0	0.0	—	—	—	—	—	—	82 (50,906)	0 (45,784)	0.0 (89.9)
2009	195	2	1.0	59	1	1.7	—	—	—	254 (52,883)	3 (47,340)	1.2 (89.5)
2010	285	15	5.3	113	1	0.9	—	—	—	398 (54,138)	16 (49,688)	4.0 (91.8)
2011	257	34	13.2	158	13	8.2	—	—	—	415 (53,702)	47 (48,400)	11.3 (90.1)
2012	173	20	11.6	138	10	7.2	—	—	—	311 (56,546)	30 (50,232)	9.6 (88.8)
2013	151	16	10.6	150	16	10.7	—	—	—	301 (59,725)	32 (53,495)	10.6 (89.6)
2014	174	11	6.3	163	14	8.6	20	1	5.0	357 (60,947)	26 (54,871)	7.3 (90.0)
2015	203	11	5.4	192	22	11.5	34	14	41.2	429 (62,154)	47 (55,585)	11.0 (89.4)
2016	218	21	9.6	192	29	15.1	37	15	40.5	447 (62,534)	65 (55,367)	14.5 (88.5)
2017	216	29	13.4	185	31	16.8	40	18	45.0	441 (64,448)	78 (58,682)	17.7 (91.0)
2018	200	15	7.5	175	31	17.7	48	23	47.9	423 (63,603)	69 (56,767)	16.3 (89.3)
	介護福祉士国家試験											
2008	介護福祉士国家試験の受験資格（3年間以上の実務）を満たさないため、受験者なし									— (130,830)	— (67,993)	— (52.0)
2009										— (153,811)	— (77,251)	— (50.2)
2010										— (154,223)	— (74,432)	— (48.3)
2011	94	35	37.2	1	1	100.0	—	—	—	95 (137,961)	36 (88,190)	37.9 (63.9)
2012	184	86	46.7	138	42	30.4	—	—	—	322 (136,375)	128 (87,797)	39.8 (64.4)
2013	107	46	43.0	108	32	29.6	—	—	—	215 (154,390)	78 (99,689)	36.3 (64.6)
2014	85	47	55.3	89	31	34.8	—	—	—	174 (153,808)	78 (93,760)	44.8 (61.0)
2015	82	48	58.5	79	34	43.0	—	—	—	161 (152,573)	82 (88,300)	50.9 (57.9)
2016	109	68	62.4	100	36	36.0	—	—	—	209 (76,323)	104 (55,031)	49.8 (72.1)
2017	161	62	38.5	164	62	37.8	95	89	93.7	420 (92,654)	213 (65,574)	50.7 (70.8)
2018	236	78	33.1	236	95	40.3	106	93	87.7	578 (94,610)	266 (69,736)	46.0 (73.7)

注：合計欄の（　）内の数字は、日本人を含めた全体の受験者数、合格者数、合格率を表す。
出所：厚生労働省ウェブサイト、インドネシア、フィリピンおよびベトナムからの外国人看護師・介護福祉士候補者の受入れについて「経済連携協定（EPA）に基づく外国人看護師・介護福祉士候補者の受入れ概要」

漢字へのふりがな付記や疾病名等への英語併記、試験時間の延長（1.5 倍）などが行われているが、全体の合格率とは 10 〜 20 ポイントの差がある。

2）在留資格「介護」

外国人留学生として入国し、介護福祉士養成施設（大学や専門学校等）を卒業して介護福祉士の資格を取得した場合、介護福祉士として永続的に就労できる制度である。2017 年 9 月に創設された。

3）外国人技能実習制度（介護分野）

技能実習制度は、国際貢献のために開発途上国等の外国人を日本で一定期間（最長 5 年間）に限り受け入れて OJT を通じて技能を移転する制度であり、2017 年 11 月に介護が加わった。介護福祉士の資格を取得し、在留資格「介護」に変更すれば、永続的な就労が可能となる。また、技能実習を 3 年間修了すると、後述「特定技能 1 号」に必要な試験が免除される。このため、技能実習制度と特定技能 1 号を組み合わせると、最長で 10 年間の就労が可能となる。

4）特定技能 1 号（介護分野）

2019 年 4 月に新設された資格で、5 年間で 6 万人の受入れを見込んでいる。技能実習 3 年修了の人材と介護技能が同等であるとされており、資格を得るためには、技能試験として現地語で「介護技能評価試験」と、日本語試験として「国際交流基金日本語能力基礎テスト（または日本語能力試験 N4 以上）」と「介護日本語評価試験」への合格が必要である。

5）留学生の活用

留学ビザにより来日すると、原則週 28 時間以内を限度とした就労を資格外活動として行うことができる。留学生によるアルバイトを含む "資格外活動" は外国人労働者全体の 23.5 ％を占め[11]、中でも資格外活動（留学）で働く人は 298,461 人と、前年比で 15 ％増加した。この中には、介護福祉士の資格を取得するために日本の介護福祉士養成施設（専門学校）に留学しながら介護福祉施設でアルバイトをしている留学生も多く含まれて

いると考えられる。

4.　医療施設・介護施設の反応

　医療・介護関係者の中では、日本人だけでは補いきれなければ外国人材に頼るほかないという意見も根強い。人材確保問題の解決策という側面から EPA 看護師・介護福祉士候補者の受入れを行っている施設では、看護師や介護福祉士として就労してもらうことを期待するため、個々の学力に応じた教育支援を手厚く行っている。

　EPA 看護師・介護福祉士候補者たちは、現地では就職先がない・家族を経済的に支援する必要があるなどの理由や、日本の先進医療を学び母国の医療に貢献したいと考えて来日している。しかし、看護師や介護福祉士の国家試験に合格したとしても母国で結婚し生活することを望む者、呼び寄せた配偶者の日本語修得の問題や、外国人配偶者には 1 週間あたり 28 時間以下という就労制限があることなどを理由として帰国する者が後を絶たない。これは、労力を費やして受け入れた施設にとっては非常に残念なことである。

永生会における外国人材の育成

1.　当院における外国人材の受入れの現状

　永生会では、国際交流、人材確保、日本の政策に協力することを目的として、外国人材の受入れを行ってきた。受入れにあたっては、理事長、院長、看護部、事務部、人事課、施設管理部など、全職員で協力体制を取っている。2019 年 6 月には、今後の海外における人材開発・事業展開の中心的部署として、国際事業・国際人材開発室を立ち上げた。

　2004 年に先行的にフィリピン人介護職員 3 名を受け入れて以降、インドネシア、フィリピン、ベトナムの各国から計 16 名の EPA 看護師候補者、5 名の EPA 介護福祉士候補者を受け入れた（表 12-2）。現在 6 名の EPA 看護師（うち 2 名は准看護師）、2 名の EPA 介護福祉士が臨床現場で活躍している。また、介護福祉士候補者 1 名が国家試験合格に向けて、就労しながら学習に励んでいる。

表 12-2　永生会における EPA 看護師候補者・介護福祉士候補者の受入れ

入国年度	インドネシア 看護師候補者	フィリピン 看護師候補者	フィリピン 介護福祉士候補者	ベトナム 看護師候補者	ベトナム 介護福祉士候補者
2008	2				
2009	2	2	2		
2010					
2011	2				
2012	1	1			
2013		1			
2014	2	1		2	
2015					2
2016					
2017					1
2018					
合計	9	5	2	2	3

2. EPA 看護師候補者・介護福祉士候補者受入れ

　2008 年のインドネシア人受入れに際しては、事前に言語・宗教・文化などについて、職員全体で学習を行った。以降、フィリピン人、ベトナム人を次々に受け入れたが、文化の違いから生活支援については毎回手探りであり、相対して学んだことは数知れない。例えば、候補者がイスラム教徒である場合には、ハラール食やラマダンの間の業務内容に配慮するなど、苦慮しながらも、職員全員で EPA 候補者たちを受け入れ、協業してきた。

　多くの外国人材を長期にわたって受け入れてきたため、職員の外国人受入れに関しては寛容であり、2016 年の近藤麻理氏（東邦大学看護学部教授（当時））の研究では、当院の異文化コミュニケーション能力の高さが示唆されている。

当院の EPA 看護師候補者・介護福祉士候補者に対する教育

　学習会の中では、生活面での悩みや困りごとにも対応できるよう、担当看護師は信頼関係を得られるよう関わりを深める努力をしている。

① EPA 看護師候補者に対する教育内容

　日本の「保健師助産師看護師法」は、療養上の世話と診療の補助を業とすると定められているが、母国において実務で療養上の世話を経験している EPA 看護師候補者は少ない。指導については、EPA に基づく指導者ガイドブック（国際厚生事業団出版）を参考にして作成した年間カリキュラム（表 12-3）を中心に、個々の実力に合わせて実施している。

　〈日本語教育〉

　医療行為は日本語の理解が十分でなくても母国での経験をもとに実施可能であるが、療養上の世話は患者の言動を判断しつつ自立支援を行う必要があるため、日本語能力は必須である。また、診療録や現場での日常会話には医療用語や看護用語が用いられており、N3 の合格者など日本語能力が高い者ほど理解度も高い。

　このため、日本語の専門教師を招いて週 2 回、2 時間ずつ指導を行い、日本語能力試験 N2 または N3 の合格を目指して学習するとともに、現場では平易な日本語に置き換える、ゆっくりと説明する、理解の度合いを確認するといった工夫を行っている。

　〈国家試験対策〉

　院内の担当看護師が各分野の指導を行う。文化的な違いが原因で理解しにくい内容については、実際に体験をすることで学習を深めていく取り組みを行っている。例えば、栄養学であれば、出題される食物を学習時間内に試食して感想を話し合う。また、小児学であれば、院内に設置されている保育園の遠足などに参加することで、子どもと接し、成長過程への理解を確認し合う。

　〈院内研修：コミュニケーション能力開発〉

　看護部教育委員会とともに、コミュニケーションを重視した院内研修を行っている。例えば、疾患などのアセスメント能力を向上させる研修では、出身国別にグループワーク（GW）を行い、母国語でアセスメントを行った後に日本語で発表するなどの工夫をしている。

　〈院外研修〉

　国際厚生事業団が主催する集合研修に年間 3 回程度参加し、国家試験対策の学習を中心に行う。候補者は、集合研修で仲間に会い、互いに近況報

表 12-3　EPA 看護師候補者のための年間カリキュラム

内容	日本語教育	院内研修	国家試験対策			院外研修	模擬試験		その他
主催	外部講師	看護部担当者				JICWELS	外部模試 (JICWELS)	内部模試	
テーマ	日本語能力の向上	コミュニケーション能力の向上	苦手分野の克服	基礎学習	国家試験対策				
頻度時間	週2回2時間	随時	週3日3時間	週5日3時間	週5日1日				
4月	↓	・年間計画の立て方〈GW〉	模擬テスト結果で点数がとれない分野の学習（精神看護、小児看護、母性看護が中心）						
5月		・看護業務について〈GW〉				集合研修			
6月		・コミュニケーション1〈GW〉				集合研修	TOECOMテスト		
7月		・伝えること（報連相の必要性）〈GW〉							日本語検定3級受験
8月		・看護記録							
9月		・疾患の基礎知識 脳血管疾患		オンデマンド1〜130までの問題をテストし、解説するということを繰り返す		集合研修	TOECOMテスト	1回実施	JICWELS巡回訪問
10月		・疾患の基礎知識 肺疾患						2回実施	
11月		・疾患の基礎知識 骨折				集合研修	TOECOMテスト	3回実施	
12月		・疾患の基礎知識 癌			1〜2週に1回模擬テストを行い、クリアできていないところを解説			4回実施	
1月		・コミュニケーション2〈GW〉				集合研修	TOECOMテスト	4回実施	
2月		・看護記録				集合研修		4回実施	
3月		・1年間のまとめと来年の目標発表							

告をしあうことが学習継続のモチベーションにつながる。

　また指導担当看護師もこの集合研修に参加する。EPA 看護師候補者がどのような学習をしているのかを見ることで、候補者に対する実際の指導方法を学ぶ。

　〈その他〉

　国際厚生事業団による模擬テスト、巡回訪問、e ラーニングなども積極

的に参加するよう、支援を行っている。指定されたスカイプ学習も国家試験合格において効果があると感じている。

② EPA 介護福祉士候補者に対する教育内容

EPA 介護福祉士候補者については、国家試験の受験資格として 3 年間以上の実務経験が必要なため、複数年計画で教育を行っている。1 年目は「施設の雰囲気に慣れる、職員構成を業務内容とともに理解する」、2 年目は「利用者の疾病をはじめとする状態を理解する、受験学習への準備」、3 年目は「国家試験の基礎知識の習得・確立と総合的な理解力の養成」、4 年目は「介護技術講習会の受講による生活支援技術の獲得、国家試験に対する理解力とスピード力の養成」を目標として定め、看護師候補者と同様、研修支援者によるフォローアップを行いながら、研修カリキュラムを組んでいる。

③国家試験合格後の支援

国家試験合格後も臨床現場では日本語の壁が厚くのしかかる。特に EPA 看護師については、日本人と同じ卒後教育プログラムでの育成が難しいため、2016 年からは外国人向けの卒後教育プログラムを作成し、3 年後の自立に向け、教育・指導を行っている。

3. 外国人看護師の受入れ

日本の看護学校などで勉強し、看護師国家試験に合格した外国人看護師の受入れも行っており、現在、中国人看護師 6 名が勤務している。

例えば、当院には勤務歴 19 年の中国人看護師がいる。帰化して家庭をもち、現在は看護師長として看護管理に従事している。2017 年には看護師特定行為研修を修了するなど、目的意識をもち、さまざまなことにチャレンジする姿勢は、外国人看護師のロールモデルとなるだけでなく、日本人看護師にとっても大きな刺激となっている。

4. 今後の外国人材受入れについて

1) 今後の方針

　近年、EPA 看護師・介護福祉士（候補者を含む）の帰国が続いたため、外国人材受入れの再検討を行った。その結果、当面は主に外国人技能実習制度（介護）を利用した受入れを行うこととした。

　帰国の理由として多いのは配偶者の問題である。自国に婚約者がいて日本で生活するのは難しい、一緒に来日した配偶者が日本に馴染めない、配偶者の日本での就労に制限がかかるため生活が苦しいなど、切実な問題が多い。

　この他に、私の主観的な感想ではあるが、受入れ側である我々が良くも悪くも外国人材慣れしてしまったために、帰国者が増えているという理由もある気がしている。例えば、受入れの初期段階であれば、何か問題が発生して外国人スタッフから相談を受けたときには一緒に悩みながら解決していた。しかし現在では、外国人スタッフがどのようなことでつまずき、どのようなことで悩むかという経験の蓄積があるため、先回りして問題を排除したり、解決策を指示したりする。このため、外国人スタッフはスムーズに仕事を遂行することはできるが、結果的に日本人スタッフとのコミュニケーション頻度や密度が減ってしまう。日本人スタッフとのコミュニケーションが減ると、外国人スタッフ同士、特に同郷のスタッフ同士で行動を共にすることが多くなり、いつまでも日本の生活に慣れることができない。また、仲間内の1人が帰国することになると、雪崩をうつかのように帰国ラッシュを迎えてしまう。

　病院で働き続けていただくためにも、仕事だけでなく生活面での受入れの体制をこれまで以上に整えていく必要があると感じている。

2) 外国人技能実習制度（介護）による受入れ

　送出機関による訓練を受けたベトナム人実習生が、2019年6月に4名入職し、9月に2名、2020年1月に2名入職予定である。ベトナム人は素直で真面目であることに加え、儒教文化が根付いているため、目上の人を敬い、お年寄りを大切にすることから、大きな期待を寄せている。日本語能力試験の N3 や N4 を取っての入職となるが、定着していただくために

も、引き続き日本語教育を行うと同時に、非常に重要となる生活面の支援を、担当者を配置して提供していきたいと考えている。

3）特定技能等を活用した国際間の連携・協力の推進

永生会は中国甘粛省からの要請を受けて地域包括ケアの政策アドバイザーを務めており、甘粛省と協力しながら看護師・介護職を受け入れ、日中を跨った人材の育成を進めていく予定である。

まとめ

家族を敬い大切にする文化の中で育った外国人は、高齢者に対して優しい。日本では核家族化が進んで祖父母と同居する若者が減少しているためか、高齢患者様へのコミュニケーションは言葉が拙くても外国人の方が円滑と感じることもある。また、外国人看護師は、母国で今後直面する医療の高度化や高齢者対策を見据えた明確な目的意識をもち、認定や専門資格取得にも興味を示すなど士気が高い。これらは日本人職員にもよい影響があると感じている。

受入れの制度については、さまざまな検討の余地があると感じている。例えば、EPA 介護福祉士候補者に関しては、国家試験に落ちたとしても特定技能（介護）の資格で日本において働き続ける道が開けた。一方で、EPA 看護師候補者で国家試験合格を果たせなかった人は帰国するしかないが、特定技能（介護）などの資格で日本において働き続けたいという人もいる。また、看護師試験には合格できなかったものの、准看護師試験には合格した方は、制度のルールとして 4 年で帰国しなければならない。現場からは、この年限の延長ができないかという声が出ている。外国人労働者の受入れにはさまざまな議論があることを承知しているが、言葉が通じず文化も異なる外国で努力し続けている本人たちの頑張りに報いるため、また彼ら彼女らの受入れに心を尽くしている病院スタッフのためにも、何ができて何ができないか、医療・介護の業界をあげて考えていかなければならないだろう。

超高齢化社会先進国である日本の医療制度や医療機関の現状を知ろうと、

多くの外国人が訪日している。当院にも、ロシア、韓国、台湾、タイをはじめとしたさまざまな国や地域から医療・介護関係者が視察に訪れている。その際には、EPA 看護師や介護福祉士にもホストとして日本の慢性期医療や介護の現状を伝えていただいている。そのようなとき、EPA 看護師や介護福祉士たちは、日本に来て学び、永生病院に勤務して良かったと述べてくれる。このような言葉を日常に聞くことは少ないが、我々の対応が満足度に繋がっていることを知ることができ、安堵と喜びを感じる。受入れにあたっては、受入れ側も候補者も相互に満足することが重要である。

注
1）65 歳以上の人口の割合が全人口の 21％を占めている社会のこと。
2）日常生活に制限のない期間のこと。
3）介護福祉士は国家資格。受験の際には、3 年以上の実務経験が必要。
4）すべての人が適切な予防、治療、リハビリ等の保健医療サービスを、支払い可能な費用で受けられる状態。

参考文献
1　国勢調査
2　国立社会保障・人口問題研究所
3　令和元年版『高齢社会白書』
4　衛生行政報告例（就業医療関係者）の概況（平成 16 年〜平成 28 年）
5　第 5 回看護職員需給分科会資料（2019 年 1 月 17 日）
6　人材不足分野等における人材確保・育成対策推進会議取りまとめ「資料 2　介護・保育・看護・建設分野における人材確保・育成対策【具体的な取組】」
7　第 10 回医療従事者の需給に関する検討会 看護職員需給分科会「資料　看護職員確保策に関するこれまでの議論のまとめ（たたき台）」
8　厚生労働省報道発表資料（2018 年 5 月 21 日）「別紙 1　第 7 期介護保険事業計画に基づく介護人材の必要数について」
9　厚生労働省報道発表資料（2019 年 3 月 27 日）第 31 回介護福祉士国家試験合格発表
10　厚生労働省報道発表資料（2018 年 5 月 21 日）「別紙 4　総合的な介護人材確保対策（主な取組）」
11　厚生労働省報道発表資料（2019 年 1 月 25 日）「別添 2「外国人雇用状況」の届出状況まとめ【本文】（平成 30 年 10 月末現在）」

第13章　超高齢時代のロボットの導入と展望

株式会社日本政策投資銀行業務企画部副調査役　植村佳代

介護ロボット活用に向けた動き

　世界的に高齢化が進む中、介護サービスに対する需要が高まっている。一方、65歳以上の高齢者1人を支える生産年齢人口（Old-age support ratio）の大幅な減少や、GDPに占める介護費用の割合の上昇が見込まれており、「介護従事者の不足」、「介護従事者の負担増」、「国の介護費用負担の増大」、「介護を受ける側の個人の尊厳の保持」などへの対応が喫緊の課題となっている。

　こうした状況下、「介護ロボット」を開発・導入し、（1）介護の現場の労働生産性や効率性を向上することで、介護費用や介護従事者の負担を軽減するとともに、介護従事者の不足を緩和し、（2）介護される側の自立を促すことで、個人の尊厳の保持を実現しようとする動きが、高齢化が先行する先進国を中心に広まりつつある。なお、本稿で、介護ロボットとは、ロボット技術を活用した介護／福祉／医療機器で、①介護される人の歩行や食事などの自立を支援するもの［自立支援型］、②介護する人の負担を軽減（排泄、移乗介助など）するもの［介護者支援型］、③介護される人とのコミュニケーション、見守り、メンタルケア機能があるもの［コミュニケーション・メンタルケア型］などを指す。

　スウェーデン、デンマークなどの高福祉国であり、介護費用および介護職員の負担が大きい北欧諸国においては、政策として積極的に介護施設や在宅への介護ロボット導入を進めているほか、米国や韓国では、成長市場としての介護ロボット産業に着目し、国内製造業振興の観点から介護ロボットの開発を政策的に支援している。

わが国の高齢化の状況

　2000 年度に社会全体で高齢者を支える仕組みとして、介護保険制度が開始された。介護保険制度の発足以降、介護給付費は増加を続け、2015 年度は 9 兆 5,139 億円と過去最高となった。厚生労働省の試算では、2025 年時点の介護給付費は 20 兆円に膨らむと想定されている。

　高齢化に伴い、介護認定者は増加傾向にあり、2016 年 9 月時点では、2009 年の約 3 倍となる 641 万人が認定されている。このうちの 72%（464 万人）を要介護者が占めており、うち介護施設に入所し介護サービスを受けている認定者は 20%（131 万人）となっている。

　介護を必要とする認定者が増加する中、介護職員数は増加傾向にあるものの緩やかな伸びに留まっており、要介護者 1 人当たりの職員数は 4.1 人（2001 年度）から 3.3 人（2013 年度）と減少傾向にあったが、その後は 2016 年度には 3.4 人となり 2009 年度の水準に回復している。経済産業省によると、2035 年に必要となる介護職員数は 295 万人と試算されており、足許の 171 万人（2013 年度）から、大幅に増加することが見込まれる。

　介護サービスの施設・事業所数も増加して推移しており、2015 年度の施設数は約 21 万施設と 2000 年度から約 3 倍の増加となっている。

　このように、介護関連施設等の利用者や施設・事業者等の増加に伴い、施設等の事故件数も増える傾向にある。例えば、2011 年度からの北海道における事故件数は、5 年連続増加し、2015 年度の事故件数は 9,045 件となっている。また、事故の発生場所は、「介護老人福祉施設」と「特定施設」、「介護老人保健施設」の 3 施設が全体の約 7 割を占めており、その主な内容は「骨折」、「打撲」、「誤薬」などである。

介護ロボット活用に向けた動向

　このように高齢化が進む中、「国の介護費用負担の増大」、「介護従事者の不足・負担増」、「介護を受ける側の個人の尊厳の保持」などへの対応が喫緊の課題となっている。こうした状況下、「介護ロボット」を開発・導入する取り組みが、高齢化が先行する先進国を中心に広まりつつある。

　わが国においても、2015年2月に政府は「介護分野におけるロボット新戦略」において、ロボットを介護現場に普及させ、業務の効率化・省力化を図ることを盛り込んだ。また、2016年11月の「未来投資会議」では、「予防・健康管理」や「自立支援」に軸足を置いた新しい医療・介護システムを2020年までに本格稼働させる方針が明確化され、健康寿命を延伸させるとともに重介護者数減少に向け介護ロボットを活用した要介護度の改善を目指す方針が示された。

　なお、介護ロボットの現場への導入を支援する「介護ロボット等導入支援特別事業（厚生労働省／2016年度）」においては、想定を上回る5,475事業所からの補助金申請が寄せられ、予算額を大幅に上回ったため、1施設・事業所当たりの補助金の上限を3分の1以下（300万円から92万7千円）へ引き下げが実施された。

　補助対象の介護ロボットは、介護従事者負担軽減に資するもので、日常生活支援における「移乗介護」、「移動支援」、「排泄支援」、「見守り」、「入浴支援」において利用するものが対象である。

わが国における介護ロボット開発の強み

　高度な技術が集積するロボットの開発のためには、①センサー、②駆動系、③知能・制御系、という三つの要素技術とそれらを擦り合わせることが必要であるが、わが国は、これらの要素技術に高い競争力を有していることに加え、自動車産業や電機産業などで培われた優れた技術を活用することが可能であるという点で、潜在的な強みを有する。

　わが国で開発・実用化が先行している二つのロボットについてみると、例えば、現在世界30ヵ国以上で約3,000体が利用されており、米国では医療機器として承認されている人工知能を搭載したアザラシ型ロボット「パロ」には、光センサーや触覚センサーなど計20ヵ所にセンサーが搭載されているほか、知的静音型アクチュエータが、首、足、目など7ヵ所に組み込まれている。このアクチュエータは、パロ向けに特注で開発されたものであり、負荷が大きくなっても音が出ないため、ロボットとして認識されにくい点がパロの強みとなっている。その他、高度学習機能（名前に

反応するなど）を有する人工知能を搭載している。

　パロの製造に当たっては、80 社以上のメーカーから部材を調達しているが、携帯電話に用いられるコンパクトで軽量化された電子部品や、高級車やハイブリット車向けの部材を製造する最先端の製造ラインで製造される高密度の 6 層のプリント基板など、自動車産業や電機産業で培われた高度な技術が各所に活かされている。

　また、「ロボットスーツ HAL」には、身体を動かそうとする時に皮膚表面に現れる微少な生体電位を検出する生体電位センサー、関節角度を測定する角度センサー、重心の位置を検出する床反力センサー等が搭載されているほか、生体電位信号を検出し、人間の思い通りに動作する「サイバニック随意制御システム」と、人間のような動作を実現する「サイバニック自律制御システム」の二つの制御系の技術が組み込まれており、わが国の高度な要素技術の集積が優れた製品として結実したものと言える。

　両製品とも既に、欧州における認証規格である CE マークを取得し、EU 域内で医療機器としての販売が可能となっているほか、ドイツではそれぞれ介護保険や労災保険の適用も受けている。また、ロボットスーツ HAL 福祉用については、サービスロボットの国際安全規格のドラフト版である ISO/DIS 13482 を 2013 年に世界で初めて取得しており、介護ロボットの産業化に向けて、世界に先駆けた取り組みを行っている。ISO13482 が正式に発行された後、2014 年にはパナソニックの介護機器が世界に先駆けて同認証を取得し、歩行支援ロボット等 9 機器が取得済みである。

北欧を活用した介護ロボット開発の取り組み

　介護ロボットの実用化を進める上で最も重要なことは、実際のユーザーが、リアルな実生活の環境の中でスムーズに使うことのできる、ユーザー目線に立った製品に仕立て上げることである、と言われている。そのためには、製品開発をラボの中で行うだけでは不十分であり、実際に介護ロボットが使用される個人宅や介護福祉施設などにおいて、要介護者など利用が想定される現実のユーザーの意見を聞いたり、開発中の機器を試しても

らいながら、改良を重ねていくプロセスが必要不可欠であり、そのような実証実験を実施するテスト環境があることが極めて重要となる。

　一方、技術力では強みを持つわが国であるが、実用化に向けて必要となるテスト環境は十分に整っていないと言われている。そのような中、テスト環境の整っている北欧諸国を活用して実証実験を進め、製品の実用化へつなげようとする動きがわが国企業の中で多数出てきている。

　高福祉国家であるデンマークやスウェーデンでは、医療・介護に関わるサービスは、主に地方自治体を中心とした公的セクターにより実施されており、原則無料で国民に提供されている。しかしながら、高齢化に伴う介護従事者の労働力不足や財政負担の増加が懸念される中、高福祉制度を維持することが喫緊の課題となっており、介護ロボットの導入により、労働生産性向上とコスト削減を進めるとともに、介護従事者の負担を軽減し、テクノロジーを活用したよりよいサービスを提供することを目指している。このため、自国のロボット産業育成という観点に囚われることなく、世界各国で開発が進められている優れた介護ロボットを幅広く導入し、実用化を進めることで、自国民の利益に供することを最優先しており、導入へ向けた実証実験の場を各国企業に提供している。

　実際、前述のパロやHALが、開発の比較的初期の段階において、デンマークやスウェーデンにおいて実証実験を実施している。

　また、高齢者見守りロボット「ジラフ（Giraff）」を開発するジラフ・テクノロジー社は、もともと米国シリコンバレーにおいて起業されたベンチャー企業であるが、ジラフの開発過程において必要不可欠であった実証実験の場が、米国では十分に得られない、との判断の下、スウェーデンのロボットクラスターであるロボットダレン（後述）に本社を移転し、ロボットの製品化を実現している。

デンマークにおける介護ロボットの取り組み

1.　デンマークの取り組み状況

　デンマークには、新技術開発とイノベーションを担う認定技術サービス機関（GTS機関。いずれも非営利組織）が9機関ある。そのうちの一つで、

介護福祉サービスなどの分野を担い、60名以上のロボット技術に関する専門職員を擁する「DTI（Danish Technological Institute）」が、オーデンセ市に立地するロボット技術センター（CRT：Center for Robot Technology）を拠点として、デンマーク国内における介護ロボットの導入・実用化の取り組みを進めている。

　具体的な活動としては、DTIの職員が、各国にある在外公館とも連携しながら、世界各国の優れた介護ロボットに関する情報収集を行い、有用と思われる技術・企業をデンマークに呼び込み、①ユーザーの視点に立ったデザイン、ビジネスモデル、ロボットシステムの開発支援、②ユーザーを巻き込んだリアルな現場での実証実験の場の提供、③実験結果の評価・取り纏めと自治体等への斡旋・補助金の拠出、④ロボットを導入する側などへの教育や研修の実施、などのサポートを行っている。

　また、オーフス市には、介護ロボットなど最新のテクノロジーをテストする実験室としての役割も担うリハビリ施設「Vikærgården」がある。施設内の個室全64室のうち12室が「Test Bed」として位置づけられており、典型的な個人宅のレイアウトを再現した室内に、音声コントロールできる設備や圧力を感知する床など、それぞれ異なる最新の介護関連テクノロジー機器を導入し、入居者の在宅復帰を支援するとともに、機器の実用化・性能向上に向けた実証実験を行っている。例えば、室内には体が不自由な場合の在宅生活をサポートする機器があり、ユーザーが言葉でさまざまな指示を出すことができる。具体的には、ドアにはモニターが設置されており、ユーザーが来客者を確認して、「ドアを開けて」と室内で話すとドアが開けることができるほか、窓の開閉やハンガーの上げ下げも言葉で指示を出せる。その他、ユーザーが室内を自分で移動できるよう天井にリフトが設置されている。

　このようなサポートを行うため、DTIは、CRT内に最新の介護ロボットの展示やリアルな実生活の環境での製品のテスト、評価を行う機能を備えた「CareLab」（図13-1）を開設するとともに、ロボットの開発側（企業、研究機関など）と利用側（自治体、介護福祉施設など）を繋ぐ役割を果たし、国内の約半数の自治体が加入する会員制組織「CareNet」を設立・運営している。

図 13-1　DTI の CareLab

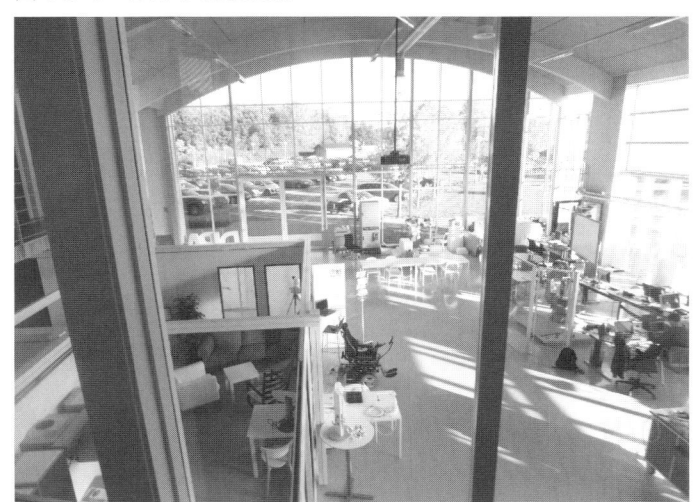

世界中から集まった最先端の介護ロボットが 30 程度展示され、年間 1.6 万人程度が訪れる。製品のテスト、評価を実施するスペース（一人住まいを想定したモデルルームなど）が併設されている。

　また、CRT が立地している Scandinavian Cortex Park 内には、南デンマーク大学、オーデンセ大学病院、Developing Fyn（フュン島開発公社）などが集積し、世界的なロボットクラスターが形成されている。

2. デンマークにおける介護ロボットの取り組み
―ユーザー・ドリブン・イノベーション―

　これまでみてきたように、わが国の企業がデンマークにおいて介護ロボットの開発を進める主なメリットとしては、①実証実験を通じたロボット技術、サービスの高度化や、② DTI との連携による販路の確保・拡大と研修・メンテナンスなどのサポート機能の確保、などが挙げられる。これまでに 10 社以上の日本企業が、在日デンマーク大使館による支援も受けながら、デンマークの各自治体や DTI との連携によるロボット開発を実施している。

　前述の通り、介護ロボットの実用化を進める上で最も重要なことは、ユ

ーザー目線に立った製品に仕立て上げることであるが、デンマークでは、国家政策によるイニシアティブもあり、ユーザーのニーズを出発点とした「ユーザー・ドリブン・イノベーション」によるイノベーション手法が浸透しており、わが国企業が実証実験をデンマークで実施することで、その優れた開発手法を取り込んで、介護ロボットの開発・実用化を進めることが可能になる。

　ユーザー・ドリブン・イノベーションを進める上で鍵となるのが、対象となるプロジェクトを評価して、改良・イノベーションに結びつけるための「評価手法」である。繰り返しにはなるが、DTIでは、「技術」「エンドユーザー」「介護施設・親族」「経済性」という四つの観点からデータの収集と評価を行っている。技術面だけでなく、エンドユーザーや介護従事者などの立場からみた観点を、技術面と同等の重要性をもって客観的に評価することが重要であり、とりわけ独自のスコアシステムなどを活用して、期待される経済的な効果を定量的に補足することが、イノベーションを実現する上で最大のポイントとなる。デンマークでは、そのために必要となる評価手法やシステムが確立されている。

　また、DTIと連携することで、本来であれば個々のエンドユーザーや介護施設に対し、多大な費用と労力をかけて自ら実施しなければならないマーケティング活動を、いわばDTIが一括して担ってくれるため、迅速に販路を拡大することが可能となるだけでなく、欧州各国の販売代理店などとのネットワークを活用したデンマーク国外への販路拡大も期待できる。

　DTIとの連携により、デンマークのみならず欧州各国への販路拡大に成功した代表事例として「パロ」が挙げられる。その際に産業技術総合研究所とDTIが、パロの導入のための研修プログラムを開発し、ライセンスを付与する仕組みを構築し、デンマーク国内の介護施設や欧州各国の代理店向けに実施したことも、極めて重要な成功要因である。

スウェーデンにおける介護ロボットの取り組み

　スウェーデンは、1982年の「社会サービス法」施行により、高齢者が住み慣れた地域で生活できる環境を整備することを掲げ、介護サービスで

使用する高齢者向けの補助器具などの充実に向けた取り組みをいち早く開始している。

　その中心的な役割を担う「スウェーデン介護・福祉機器技術研究所 (SIAT)」(政府機関) は、介護・福祉サービスに関するシステムやノウハウ、補助機具などに関する情報収集と提供、安全基準・商品規格の策定などを担っており、介護ロボットについても、マーケット動向や開発動向、ユーザーが必要となる機能や要素の把握などに取り組むとともに、ユーザーがロボットを利用するための訓練やユーザー向けのセミナーの開催などを実施している。

　また、ロボット開発のイノベーションセンターである「ロボットダレン」(非営利機関) が、「イノベーションシステム庁 (VINNOVA)」や EU の「欧州地域開発基金 (European Regional Development Fund)」などから資金提供を受けながら、新しいロボット技術の研究開発やベンチャー企業などによるロボット製品の実用化を支援するインキュベーター的な役割を担っており、両機関が、情報および技術・資金というそれぞれの側面からわが国企業も含めた国内外の企業へのサポートを実施し、トップイノベーションを起こすことを目指している。

　スウェーデンにおいても、デンマークと同様に、ユーザーニーズに基づくイノベーションが重視されており、ユーザーのニーズや期待に応えようとすることが、結果的に製品の品質向上と競争力強化につながり、商業性を確保するとともに、ユーザーの生活の質を引き上げる、との考えに基づき、基礎研究からテスト／評価、導入・事業化支援にわたる全ての製品開発段階において、エンドユーザーを必ず巻き込んだ形でのイノベーションを推進している。

わが国介護ロボット産業の発展に向けた課題と展望

　わが国が、自動車産業や電機産業などで培ってきた優れた要素技術に根ざした潜在的な強みを十分に発揮し、介護ロボット産業を発展させるためには、北欧諸国にみられるような「ユーザー・ドリブン・イノベーション」によるロボット開発を進めることで、エンドユーザーに受け入れら

れる実用的なロボットを開発することが重要である。そのためには、実証実験のためのテスト環境を整えることが必要不可欠であるが、現時点では、ロボットに対する抵抗感や、安全性に不安がある、従業員の工数とノウハウが不足している、などの理由により、実証実験の実施についての理解や協力を得ることのできる介護・福祉施設は極めて限定的である。

　一方、開発された介護ロボットを広く普及させるためにも、ロボット導入について、施設運営者や介護従事者などの理解・協力を得ることは必要不可欠である。そのためには、安全基準の確立、導入しやすい価格設定や導入コストの支援、経済性やエンドユーザーおよび介護従事者にとってのメリットの見える化、導入時の教育・研修体制の整備などを、国や自治体など多岐にわたる関係者の協力を得ながら進めていくことが求められる（表13-1）。

　足許では、国や一部の自治体の施策により、実証実験や介護ロボット導入に向けた支援が行われているほか、ロボット開発事業者と介護・福祉施

表13-1　介護ロボット実用化に向けた課題・問題点および今後必要となる取り組み

国や自治体など多岐にわたる関係者の協力を得ながら進めていくことが求められる。

課題・問題点	今後必要となる取り組み
■現場（介護施設など）での実証実験のためのテスト環境が不十分なため、ユーザーが使い易いロボットデザインの取り込みができていない	■国、自治体のイニシアティブ、（メーカーなどと）介護施設との提携などによる実証実験の場の提供 ■（開発メーカーと現場を繋ぐ）プロモーター、コーディネーター的な人材育成
■評価手法が未整備かつ共有化も図られていないため、経済性やエンドユーザー、介護従事者にとってのメリットが見える化されていない。そのため、施設側などでロボットを導入するインセンティブがわからない	■評価手法の確立、共有化によるメリットの見える化 ■ＩＴを活用した評価システム・プラットフォームの導入
■介護ロボット製品に関する安全性が確認できない	■介護ロボットに関連した安全基準や法律などの策定 ■CE マーク、ISO などの認証の取得促進 ■（民間）保険制度の整備
■介護ロボットを現場で運用できる人材の不足	■介護職のキャリアパスの仕組みづくりなどによる人材育成 ■介護ロボットに関連した研修の実施、研修拠点の整備など
■介護ロボットの価格が高い	■介護ロボットの導入しやすい価格設定や導入コストの支援 ■介護ロボットの保険対象拡大

出所：各種資料、ヒアリングにより作成

設運営事業者との提携により、実証実験のためのテスト環境を確保する試みも行われているが、限定的な取り組みにとどまっている。

　米国や韓国などが、グローバルな市場での展開を前提に、政策的に介護ロボットの開発を進めている中、わが国の介護ロボット産業の中長期的な発展を促すためには、わが国における社会実装と欧米諸国などへの販路拡大の道筋をいち早くつける必要がある。そのためには、既に「ユーザー・ドリブン・イノベーション」による開発環境が整っているデンマークやスウェーデンなどの北欧諸国を活用したオープン・イノベーションを進めることで、ユーザーを巻き込んだロボット開発と欧米諸国などへの販路拡大を効率的に実現することも、より積極的に検討する価値があろう。その際、開発のできるだけ初期の段階からオープン・イノベーションを進めることができれば、機能的かつ審美的なデザイン力に定評のある北欧諸国のリソースを最大限に活用することもできるであろう。

おわりに

　高齢化が進むわが国において、ユーザーの介護ロボットの導入への期待は高まっており、「介護ロボットに関する世論調査結果」（内閣府「介護ロボットに関する特別世論調査」2013 年 9 月）によると、ユーザーの約 6 割は「介護を受ける際介護ロボットを利用したい」といった肯定的な回答を寄せている。その主な理由は、「介護する側の心身の負担が軽くなる」、「介護する人に気を遣わなくて良い」、「自分でできることが増える」等が挙がっている。

　介護ロボットを活用した「要介護度の改善」や「介護従事者の負担軽減」などを目指す介護ロボットを広く普及させるためにも、ロボットの導入について、施設などの事業者や介護従事者などの理解・協力を得ることは必要不可欠である。足許では、ロボットを利用する事業者側において、ロボットの導入・開発に主体的に係わる取り組みが広がりつつある。

　また、2017 年度に国（厚生労働省）は「介護ロボット導入効果検証委員会」を設置し、実証研究の立案、研究結果の評価等を行うことを表明し、介護施設等を対象に 2 分野（移乗介助、見守り）約 30 の介護ロボットの導

入支援および導入効果実証研究事業を実施する。同委員会で得られた成果
は、介護報酬によるインセンティブや人員基準の緩和をめぐる議論に役立
てる方針である。

　このような介護ロボットに関する取り組みが進む中、高齢化が進む課題
先進国として、日本における特性と優れた技術力を活かした介護ロボット
とサービスの創出を行いながら、介護ロボットの導入が世界に先駆けて進
むことが期待される。

参考文献
1　経済産業省「将来の介護需要に即した介護サービス提供に関する研究会報
　　告書」（2016 年 3 月）
2　植村佳代：わが国介護ロボット産業の発展に向けた課題と展望、今月のト
　　ピックス No.208、（株）日本政策投資銀行、2014
3　厚生労働省「介護給付実態調査月報」（平成 28 年 9 月審査分）
4　北海道保健福祉部福祉局施設運営指導課「平成 27 年度老人福祉施設等に
　　おける事故報告集計・分析結果」
5　内閣府「介護ロボットに関する特別世論調査」（2013 年 9 月）

第 2 部　新たな挑戦　東と西

国際医療福祉大学グループ
成田にハブ病院を建設

国際医療福祉大学大学院教授　水巻中正

協力　小川陽子

高木邦格理事長が抱負を語る

　国際医療福祉大学グループは国際都市・成田を拠点に飛躍を図る。高木邦格理事長は、「アジアを代表する世界的なハブ病院を建設し、最高水準の医療機器をそろえ、質の充実した高度医療の実現を目指しています。さらに世界中から患者様を迎え多言語・多宗教にも対応します」と抱負を語る。

　令和2年（2020年）4月に成田空港の近くに新病院（642床）を開設し、東京オリンピック・パラリンピックを見据えながら国内外の患者に対応できる質の高い医療とサービスを提供する考えだ。具体的には、先進的な診断・治療を行うがん放射線治療センター、がんのゲノム解析に基づく遺伝子診断センター、がん免疫療法センター、グループである東京の山王病院

高木邦格（たかぎ・くにのり）

福岡県出身。東京医科大学博士課程修了。1995年に栃木県大田原市に日本初の医療福祉分野の総合大学である国際医療福祉大学を設立。同大学理事長、医療法人財団順和会理事長を兼ね、大学附属病院は熱海、三田病院など5病院に上る。2017年4月に医学部を成田市に創設、2020年4月には成田病院を開設し、未来医療を展開する。

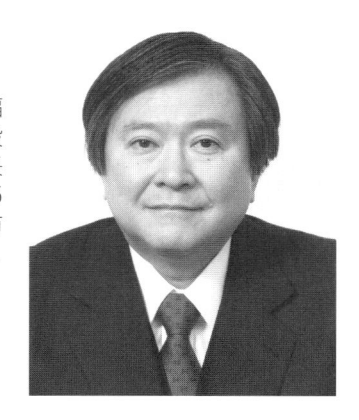

図1 2020年4月に開設する成田病院外観イメージ

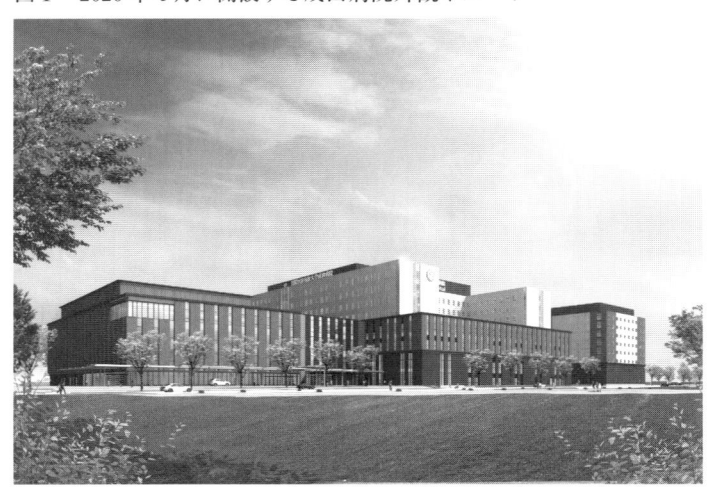

と連携し卵胞活性化療法を活用する高度生殖医療センター、最新鋭の医療機器を駆使する予防医学センターなどを整備する。このほか、2018年にベトナムに開設したドック健診センターをはじめ、海外の施設とつなぐ国際遠隔診断センター、空港至近の病原体対策として水際を守る感染症国際研究センターなどを立ち上げ、世界に類を見ない治療、健診、予防機能を一堂に集めた医療殿堂を建設する（総事業費は約700億円。図1)。

　新病院長には宮崎勝・国際医療福祉大学三田病院前院長を予定し、診療科は39科を数える。

医学部と連動させ、未来を拓く

　同大学は1995年、栃木県大田原市に日本初の医療福祉分野の総合大学として開学。2017年4月には成田市に医学部を開設し、1学年定員140人のうち20人の留学生を受け入れ、英語教育を実践するなど国際的な人材育成に力を注いでいる。国際色豊かな人材育成とハブ病院を連動させ、未来を拓く挑戦が始まる。

　成田病院は国際空港から車で約10分（図2)。畑ヶ田地区の高台に横た

図2　国際医療福祉大学成田病院までのアクセス

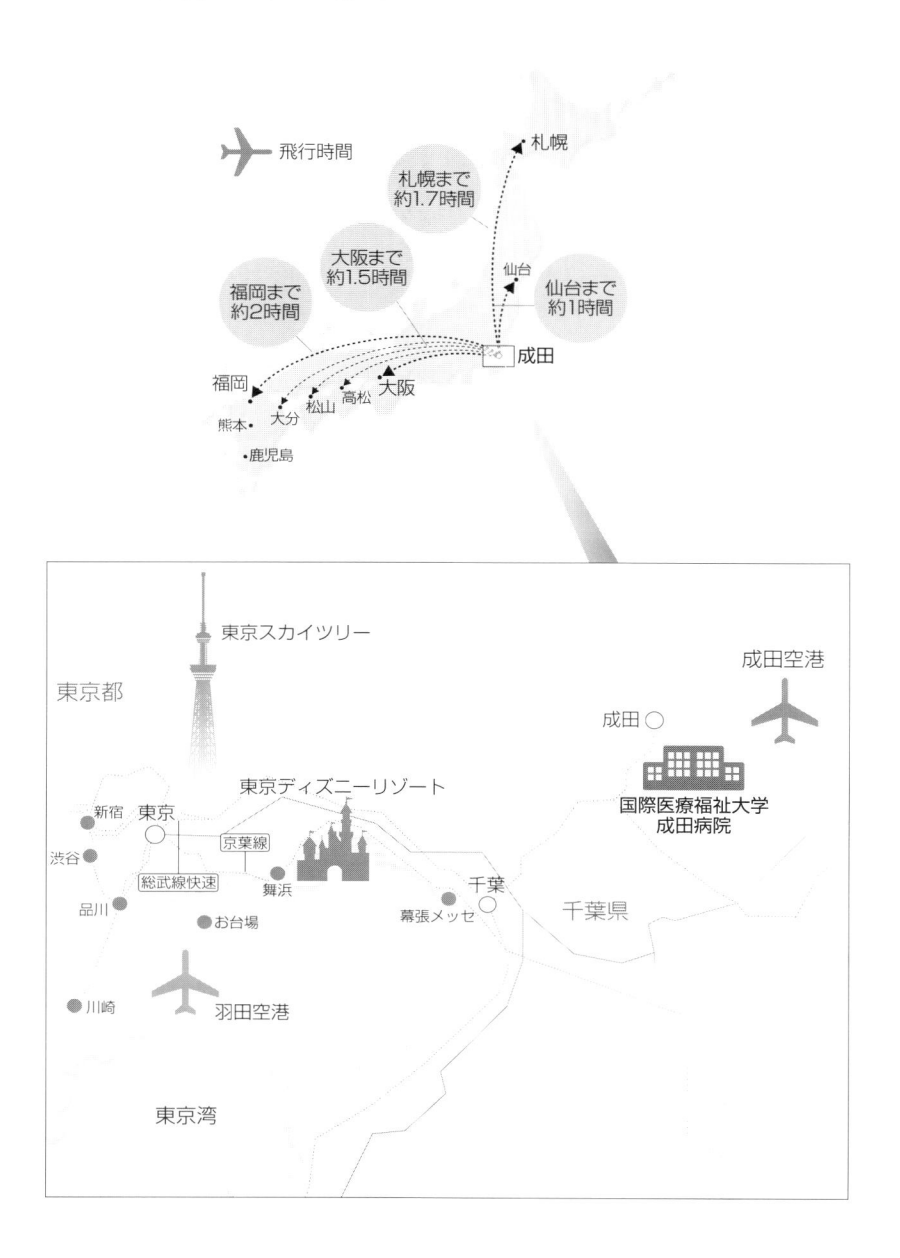

わる。16万㎡の敷地に病院棟（8階）、健診棟、教育研修センター、エネルギーセンターが並び、一大学術・医療集積ゾーンを形成している。医学部、看護学部、保健医療学部、大学院、国際遠隔診断センターがある公津の杜地区（教育ゾーン）とも近くて車で20分程度の距離である。病院での実習、研修は2021年から実施する。

人間ドック、予防健診・健康増進センターも

　病院は最先端の医療を提供する「世界基準のハブ病院」を目指すとともに、日本最大級の人間ドックセンターを備えた予防医学センターやプール、フィットネススタジオなどを備えた健康増進センターを設置する。多言語に対応できる体制、英語ができ、中国、ベトナム、モンゴル語の堪能なスタッフをそろえ、国内外の食事の提供や宗教関連スペースの整備も進める。

　高木理事長は「国際的な人材育成と最先端医療、予防、健康増進を兼ね備えた医療拠点は世界でもあまりないのではないだろうか。はばたく医療ツーリズム時代にふさわしいハブ建設を目指したい」と語る。

　成田病院のもう一つの特徴は、異なる民族、異文化、宗教等に備えて礼拝堂、相談室などを設けるほか、食事にも工夫を凝らしている点だ。仏教、キリスト教、イスラム教などの異宗教、文化を尊重し、自国の生活になじんだ食事を提供する。いわゆる多文化の共生を目指す。

　反面、病院に配置する最新鋭の医療機器は、キヤノンメディカルシステム（栃木県大田原市、瀧口登志夫社長）など日本のトップメーカーの製品をそろえ、国産品をアピールする。グローバル化の中での競争と貢献が演じられている。

がん重粒子線治療を開始
患者 350 人超える

国際医療福祉大学大学院教授　水巻中正

協力　小川陽子

万博を控え、大阪重粒子線センター

　関西では国際博覧会（大阪・関西万博、2025 年 5 月 3 日開幕）を機に、医療ツーリズムへの関心が高まっている。万博は「いのち輝く未来社会のデザイン」をテーマに掲げ、185 日間の日程で大阪市此花区の人工島、夢洲で開かれ、世界 150 ヵ国から約 2,800 万人の来場を見込む。先端技術やアイデアを世界から集め、大小のパビリオンやオンラインによる世界各国からの参加、バーチャル出展が検討されている。

　その中で注目されるのは、革新的新薬などの研究開発、ゲノム編集技術、人工知能（AI）などの技術進歩に伴う新たな治療だ。国連が提唱する「持続可能な開発目標（SDGs）」が達成される社会を目指す。最先端のがん治

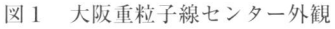

図 1　大阪重粒子線センター外観

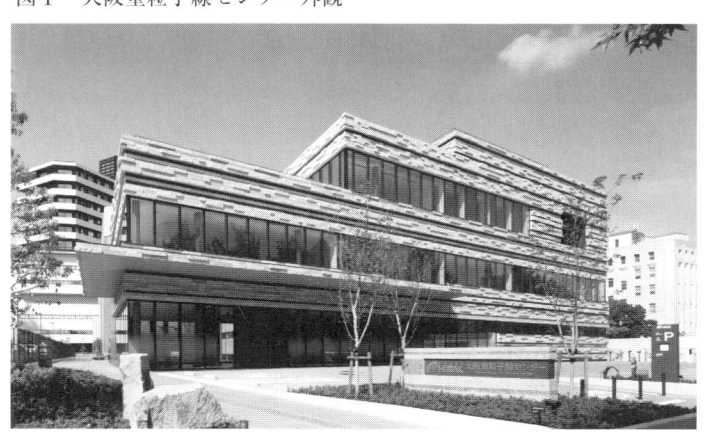

図2　重粒子線治療のための加速器室

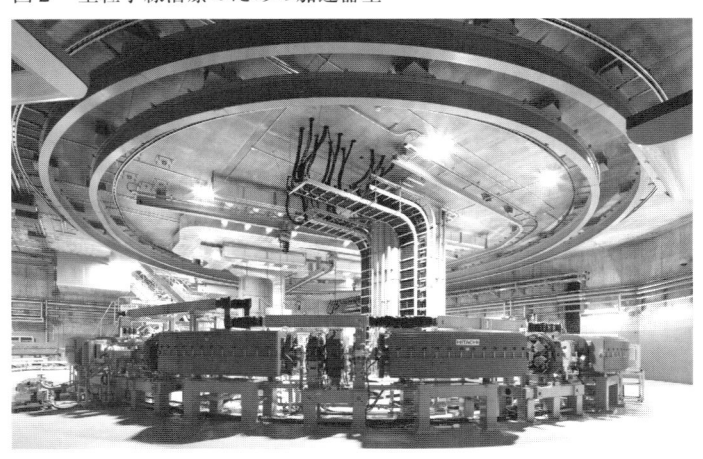

療に取り組む大阪重粒子線センター（溝江純悦センター長、大阪市中央区大手前。図1）もその一つ。2018年10月からがんの重粒子線治療を開始し、1年間で350人以上を治療した（図2）。隣接する大阪国際がんセンターやがん診療連携拠点病院と協力しながら地域医療に貢献している。万博まであと5年半。どのようなデザインが描かれるか。

　同センターによると、がん治療は炭素イオン線を使用。外国人患者は数人にとどまり、大半が関西圏の日本人患者だが、年間30人程度を目標に外国人患者の拡大を目指している。炭素イオンの特徴は粒子が重いことで、X線や陽子線などに比べて体内の線量分布に優れ、特に、重要な正常組織を傷つけることなく、がん治療が可能という。CT装置やMRI機器を導入し、最新の治療計画装置を駆使して、ほぼ全ての部位のがんを治療している。生物効果（がんを殺す力）が優れていることから、通常の放射線治療に抵抗性があるがんにも有効となる可能性が高い（同センターのホームページより）。

　溝江純悦センター長は、北海道大学医学部卒業。同大学医学部附属病院助教授。放射線医学総合研究所重粒子医科学センター病院長、名古屋陽子線治療センター長を歴任。2017年から大阪重粒子線センター長。

表　日本の粒子線がん治療施設

都道府県	施設名称
重粒子線施設	
群馬県	群馬大学医学部附属病院 重粒子線医学研究センター
千葉県	量子科学技術研究開発機構放射線医学総合研究所
神奈川県	神奈川県立がんセンター　重粒子線治療施設
大阪府	大阪重粒子線センター
佐賀県	九州国際重粒子線がん治療センター
兵庫県	兵庫県立粒子線医療センター
陽子線施設	
北海道	北海道大学病院陽子線治療センター
	札幌禎心会病院陽子線治療センター
	北海道大野記念病院　札幌高機能放射線治療センター
福島県	南東北がん陽子線治療センター
茨城県	筑波大学附属病院 陽子線医学利用研究センター
千葉県	国立がん研究センター東病院
長野県	相澤病院　陽子線治療センター
静岡県	静岡県立静岡がんセンター
愛知県	社会医療法人明陽会　成田記念陽子線センター
	名古屋陽子線治療センター
京都府	京都府立医科大学　永守記念最先端がん治療研究センター
大阪府	大阪陽子線クリニック
奈良県	高清会陽子線治療センター
福井県	福井県立病院 陽子線がん治療センター
兵庫県	兵庫県立粒子線医療センター
	兵庫県立粒子線医療センター付属神戸陽子線センター
岡山県	岡山大学・津山中央病院共同運用　がん陽子線治療センター
鹿児島県	メディポリス国際陽子線治療センター

出所：公益財団法人医用原子力技術研究振興財団サイトより作成

三田病院の挑戦と戦略

国際医療福祉大学三田病院前院長　宮崎　勝

取材・インタビュー　鈴木優子

グローバル化に取り組む

　国際医療福祉大学グループの中核病院である三田病院（東京都港区三田）は、時代の先端を行くおしゃれな店や、古くから続く老舗が違和感なく隣り合う人気の町、麻布十番に近い場所に建っている。

　2012年に新築を終え、地上11階、地下1階の堂々たる威容を誇る新しい病院として生まれ変わった。外壁に土ものと還元調の焼き物の味わいを生かした赤茶色のモザイクタイルを使用しているので、どこか日本的で柔和な温かみと優しさが感じられる。エントランスは対照的に黒が基調で、まるでホテルのようなスタイリッシュな雰囲気が漂う（図1）。

　エントランスを入ると、目に飛び込んでくるのが、ゴールドに輝くメダルがデザインされた国際医療機能評価機関JCI（Joint Commission International）認証の証書。このJCI認証こそが、国際化する医療界のトップを走る三田病院を象徴する証といえる。

　三田病院は、2005年に東京専売病院を継承して開設された施設である。2008年に東京都認定がん診療病院に、2015年には東京都がん診療連携拠点病院となり、がん診療における都内の基幹病院として、全国から患者が集まってくる著名な病院となっている。

　2020年に東京オリンピック・パラリンピックが開催されることもあり、外国人観光客が増加し、グローバリズムの波が押し寄せてきているが、医療も例外ではない。多くの外国人患者が日本の医療を受けにやってくる時代がやってきた。三田病院はこうした潮流を受けて、医療の国際化にいち早く取り組み、世界に開かれた病院作りを戦略として掲げている。そこで注目したのがJCIで、同病院は2015年12月にその認証を取得している。

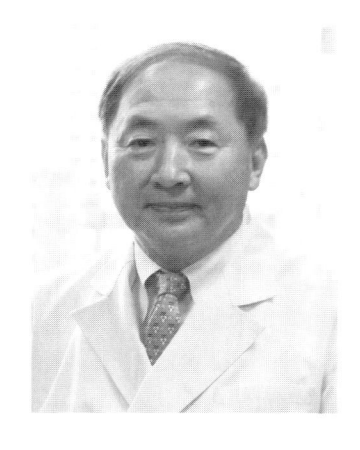

宮崎　勝（みやざき・まさる）

国際医療福祉大学成田病院病院長（就任予定）。
千葉大学医学部卒、医学博士。カナダ・トロン
ト大学医学部外科 Research Fellow。専門は
肝胆膵外科、肝移植。日本における肝胆膵がん
の第一人者。国際医療福祉大学三田病院病院
長、千葉大学大学院医学研究院臓器制御外科学
教授、千葉大学医学部附属病院病院長・千葉大
学副学長を歴任。第112回日本外科学会定期
学術集会会頭、日本肝胆膵外科学会名誉理事長、
第49回日本胆道学会会長。

　JCI は、1994 年にアメリカの病院評価機構（The Joint Commission）か
ら発展して設立された医療の質と患者の安全性を国際的に審査する認証機
関で、世界でも最も厳しい基準を持つ医療施設評価機構といわれ、認証を
得れば、国際的に高く評価されている証となる。審査は3年ごとに見直さ
れ、その都度審査内容が厳しくなっていく。

　JCI の取得に至った経緯について、三田病院の前院長（成田病院病院長
に就任予定）である宮崎勝氏はこう語る。

　「病院の国際化を考えた時、グローバルスタンダードな指標があるとい
い。JCI の認証を国際化に向けての最初の一歩と捉えて、取得を考えまし
た。それと本学が成田に医学部を新設した影響もあります。医学部に入学
する留学生がレジデントや医師になったとき、彼らを受け入れる側となる
であろう当院で、グローバルスタンダードといえる JCI の認証は必要不可
欠なものだと判断しました」

JCI 認証取得への道程

　2013 年 12 月、いよいよ JCI 認証取得を目指すことが決定され、準備チ
ームが院内に発足した。メンバーの選定には国際医療福祉大学の高木邦格
理事長があたった。院長、外科と内科の医師、看護部長、事務部長、保健
医療サービス部からそれぞれ1名ずつ選ばれ、JCI リーダーズチームを作

図1　威風堂々の三田病院外観

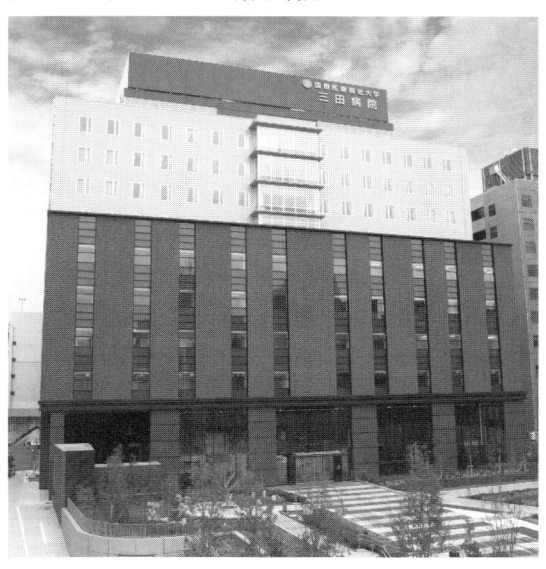

った。この6人のメンバーで取得へ向けて、週1回ミーティングを開き、今後のスケジュールと作戦を立てることになった。

　そもそもJCIの審査とはどのようなものなのだろうか。

　評価項目は大きく分けて、「患者中心の基準」と「医療機関の管理基準」という二つがある。

　患者中心の基準には、国際患者安全目標、ケアへのアクセスと継続性、患者と家族権利、薬物の管理と使用、患者と家族の教育など8分野に分かれている。医療機関の管理基準には、質の改善と患者安全、感染の予防と管理、コミュニケーションと情報の管理など、6分野に分かれている。さらにそれぞれに測定項目が細かく設けられ、全部で1,140項目以上もあるという厳しいものである。

　膨大な評価項目をクリアするために、リーダーズチームは、この14分野ごとにワーキンググループを作り、その中でリーダーと構成員を決めて、グループごとに集まり、方針を立てていった。

　まず初めに取りかかったことは、すでにJCI認証を取得している病院の

担当者に、取得までの過程をリサーチすることだった。リーダーズチーム
の一員で、保健医療サービス部三田メディカルクラブであった浅見あゆみ
さんはそう振り返る。

　JCI 基準に合わせていくのは地道な作業の積み重ねである。

　「ナースコールの位置や薬剤を床に直に置いたりしないで、板を 1 枚敷
いた上に置くなど、自分たちでは想定していなかったことが、JCI の基準
に含まれていることがわかり、一つ一つ JCI 基準に合わせて変えていきま
した」

　こうして準備を整え、2015 年に審査を申請した。

　「いくつか審査日を挙げて、先方の都合のよい日にちに来日してもらう
ことになります」

　そうして決まったのが、2015 年 12 月 14 〜 18 日。この 5 日間の審査で、
2 年にわたる病院の努力と労苦が試されるのだ。

　アメリカからやってくるサーベイヤーは、女性 1 人、男性 2 人の計 3 人
のチーム。審査開始日前日に来日するので、成田空港まで迎えに行き、ホ
テルに案内する。ちなみに彼らのホテルや移動など、滞在費はすべて病院
側が負担する。

　審査が始まる当日、病院のスタッフが宿泊先のホテルに迎えに行き、病
院に到着。8 時からいよいよ審査が始まる。

　まずは当時の院長が英語でプレゼンを行い、オープニングカンファレン
スが始まった。この中で、当日の予定などが伝えられる。

　8 時半。サーベイヤーの 3 人は、カルテなど書類の評価、病棟、外来な
どの担当に分かれ、それぞれが審査を始める。

JCI の審査

　実際の審査はどのように行われるのか。

　サーベイヤーは外来なら、当日たまたま受付に来た患者の許可を取って、
受付の手続きは適正か、保険証を持参した患者が本人であることをどのよ
うにして確認するか、さらに、検査や診察室で患者誤認を防ぐ確認がなさ
れているか、申し送りや記録が適切に実施されているかなどを細部にわた

ってチェックしていく。

　浅見さんはこんな話をしてくれた。

　「私が病棟を一緒に回ったときに、サーベイヤーが清掃員を呼び止めて、質問していました。これは私たちにとって、想定外のことだったので、どんな風に答えてもらえるのか、少し緊張しました。でも、過不足なくお答えいただけて安堵しました」

　サーベイヤーは紹介した患者に直接質問することもある。「なぜ入院しているのか」、「薬の説明は誰から受けているのか」、「退院の予定を聞いているのか」などの質問を患者に行う。病院を隅から隅までつぶさに見て評価していくのだ。

　評価はほぼ16時に終了。これが5日間続き、病院スタッフは次第に疲労の色が濃くなっていく。最終日に講評があり、そこで認証を受けられるか否かがはっきりする。

　18日、最終日を迎えた。すべての審査が終わり、サーベイヤーのひとりが結果を発表する。

　「三田病院は大変すばらしい」

　「認証にふさわしい病院であるため、全員一致でJCIに推挙する」

　という言葉をいただいた。

　「そのとき、スタッフ一同は喜びの声を上げ、それまでの苦労が吹っ飛びました」

　と浅見さん。地道な準備が報われた瞬間だった。

　その後、正式に認証を受け、三田病院は晴れてJCI認証病院となった。

認証後の病院

　JCI認証というブランドが日本ではまだ浸透半ばであり、それを取得したからといって、劇的に院内に変化が起こるわけではない。JCIの認定証をエントランスに掲げているが、すべての患者がそれを理解しているとも思えない。

　JCI基準では、患者が受診や検査を受ける前には、名前と生年月日を確認することを義務付けられている。

　「名前と生年月日を毎回聞かれる患者さんの中には、それを少々煩わしく思われる方もいます。しかし、患者さんの取り違えを防ぐなど、患者さん自身の安全のためにも必要なことだということを、丁寧に説明し、理解とご協力をお願いしています。理解してもらうための努力こそ取得後の私たちの務めだと思っています」と浅見さん。

　認証されたからといって、外国人患者が急激に増加したわけではないが、徐々に増えつつある。外来を受診した外国人患者は、2018 年度、1 年間で延べ 4,284 人を数える。入院患者は年間延べ数 986 人である。外国人患者の一番多い出身国は、中国、次いでドイツ、インド、イタリアの順になっている。

　外国人患者にとっては、JCI 認証は病院を選択する際の大きな指標になっているはずだ。

　受診人数が大幅に増えなくとも、医療スタッフの間では目に見えて改善された点がある。外来の看護師がこれまで経験値に基づいてやっていた手順が文書化され明確になった。それによって、人が変わってもだれでも同じルーティンにすぐに入れるようになり、業務の効率化が図られたのだ。

　今までのルーティンがグローバルスタンダードとして認められたということは、スタッフ全員にとっては大きな励みになり、士気が上がった。自分たちの築いてきた医療が高く評価されるものであり、それに対してお墨付きをもらい、自信につながったことが、JCI 認証のもっとも大きな収穫だったと思われる。

　それは病院の評価を高めることでもあり、いずれ外国人患者が積極的に選択する病院になっていくだろう。

MEJ の推奨

　JCI ブランドを取得したのち、2017 年 1 月、三田病院はメディカル・エクセレンス・ジャパン（MEJ）の推奨病院にもなった。

　MEJ とは、外国人患者の受け入れ能力のある病院を海外に発信するために設立された法人組織で、日本の医療を日本で受ける外国人患者に対して、コーディネートする。

　HP 上に MEJ が推奨するジャパン・インターナショナル・ホスピタルズ（JIH）という病院リストが掲載されていて、海外の受診予定者はこのリストの中から、自分の病状にあった病院を選ぶことができる。来日前に受診予約を行い、来日後は通訳が付き添う。これらのサポートを MEJ が行っている。

　2016 年に MEJ の公募が始まった。推奨を受けるには、医療提供体制の維持と向上を前提として、外国人患者を受け入れる意欲があり、受け入れ実績を有する病院を対象としている。年間 10 人以上の外国人患者受け入れの実績がなければならない（高度医療を専門に提供するなどの理由で 10 人に満たない場合、個別に評価）などの評価基準が設けられている。

　MEJ の推奨を受けると、HP 上に日本で安心して医療が受けられる病院であるジャパン・インターナショナル・ホスピタルズとして掲載される。この MEJ に三田病院は応募し、審査をパスし、2017 年 1 月に推奨を受けた。

三田病院の戦略

　JCI 認証取得、MEJ の推奨と、三田病院はグローバル化に向けて動き出しているが、病院として、将来的にどんな戦略があるのだろうか。三田病院を今後どのような病院にしていきたいのか、グラウンドビジョンを宮崎氏に尋ねた。

　「日本の医療の質は欧米の病院と比べて遜色ないのに、ほとんどガラパゴス化しているといっていい。欧米の病院では外国の医師が、医師として働ける国があるのに比べて、日本では海外の医師免許を持っていても働けない。外国人患者の場合も保険の問題があるので、自費診療となり、一部の富裕層しか受診することができない。日本の病院は日本人だけを治療すればいい、という考えの人もいるでしょう。しかし、外国人の往来が爆発的に増加している今日、人の流れは止めることはできません。医療も最早鎖国状態の中では生き残れないのです。私は日本だけでなく、世界中の人に日本の質の高い医療を提供したいと考えています」

　加えて、国際的な病院を目指すトップランナーとしての施設にならざる

をえない周囲の環境もある。

　「本学は2017年4月に医学部を新設しましたが、当病院は留学生の受け
皿として、必要な施設になってくるからです」

　国際医療福祉大学は、2017年4月に国家戦略特別区域の成田市に、市
と共同で進めてきた医学部を新設した。グローバルスタンダードに対応し
た国際性豊かな医学教育を行い、高度な診療技術を身につけた医療人材を
育成する、という理念のもとに生まれた医学部である。

　診療参加型臨床実習を世界水準を上回る90週行い、世界最大級のシミ
ュレーションセンターを活用して授業を行うなど、画期的な教育内容を誇
る。これまでの医学部と大きく異なる点は、多くの留学生を抱え、ほとん
どの授業を英語で行うことだ。

　「これまでは外国人には、日本の優れた医学を学ぶ機会すらほとんど与
えられてないのが現状でした。これはとてももったいない。本学が多くの
留学生を迎えることは、将来的に外国人の医療スタッフが、常時国内で働
ける環境を作るという、新しい付加価値があるのです。外国人の医師が常
駐していることで、外国人患者も来院しやすくなるはずです」

　国際医療福祉大学医学部に寄せる期待は大きい。

　JCI認証の取得は、単にブランドではなく、日本の病院のガラパゴス化
を防ぎ、将来を見据えたファーストステップでもあったのだ。

　留学生が働きやすい環境を整え、海外からの患者を増やす──その向こ
う側にはどういう景色が見えているのだろうか。

　「日本の医療はレベルも高いし、コストも諸外国に比べて低く抑えられ
ています。海外には日本の医療を受けたい人がたくさんいるのです。そう
いった方々の受け入れ先として、アジアの中で先陣を切って進みたいので
す」

　しかし、グローバル化するにあたって、まだ課題も多い。日本の一番の
課題は言葉の問題だろう。

　「欧米では言葉はツールとして、英語が使用できるので、問題ないので
すが、日本では英語でさえ、すべての医療スタッフが対応可能ではない。
ましてやその他の言語は相当厳しい。言葉はコミュニケーション・ツール
の一つにすぎないかもしれませんが、これをクリアしないと、先へ進まな

い大きな障壁になっています。本学が海外の留学生を受け入れるということは、院内でも英語での会話が必要になり、カンファレンスなども英語でやるということです。外国人患者がやってくることで、語学に関しても全体のボトムアップが可能になるのです」

国際医療福祉大学で医学教育を受けた留学生が、日本の病院で医師として働く日がやってくるのもそう遠くない。

「これは日本の最高学府である東京大学でさえも、まだ実現していない日本の医学界でも画期的なことです。アジアの中でも手本となれるケースにしていきたい」と宮崎氏は言う。

三田病院の強みと課題

都心という場所柄、三田病院の周辺には東京都済生会中央病院や虎の門病院など、大病院がひしめき合っている。その中で多くの人に来院してもらうためには、世界に門戸を開放するだけではなく、多様化する医療ニーズに対応しなければならない。

三田病院は2015年に脳卒中・血管内治療センターを開設し、血管撮影装置と直達手術（メスで切る手術）を行う手術室をひとつに組み合わせたハイブリッド手術室を稼働させている。移植外科や血液内科も新設、移植外科ではすでに生体腎移植が実施されている。2018年には悪性リンパ腫・血液腫瘍センターも開設された。より高度な医療を提供するための医療機器や施設の充実ぶりは目を見張るものがある（図2）。

また、それぞれの科の専門医が多いのも特徴のひとつ。特に消化器科が強く、肝胆膵にも全国から診察を受けに患者がやってくるような著名な医師を数多く抱えている。手術数は月間300件に及び、外科のエキスパートがそろっている。

エキスパート集団であることのメリットとして、複数の疾患を持っている患者に何ヵ所も病院を掛け持ちせずに、一つの病院内でチーム医療を提供できることが挙げられる。

例えばがんセンターでは、心臓疾患のある胃がん患者の手術は難しい。というのも、循環器系の医師がいないからである。手術できずに患者には

図 2　最先端の血管内治療

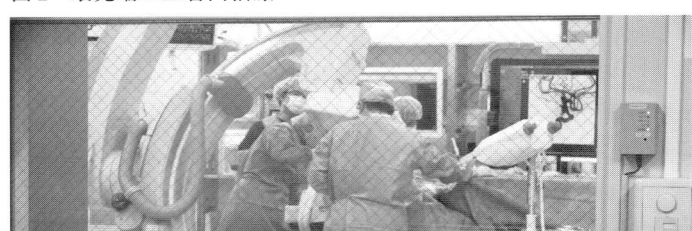

転院を促すケースもあるという。

　「当院ならがん専門医もいれば、循環器科の医師もいる。他科の専門医を擁していることで、医療の連携が可能になるのです。患者さんにしてみれば、安心して手術を受けてもらえるメリットもあるでしょう。高齢化する患者さんは、カルソンスコア（併存疾患指数）が年々高くなっていて、今や一人の患者をケアするのに多くの診療科を必要とする時代です。糖尿病や心疾患を持っている患者さんががんになることは珍しくありません。当院は併存疾患があっても対応できることが大きな強みです。これはがんセンターにもない特徴だと自負しています」と宮崎氏は語る。

　そんなオールマイティな三田病院だが、もちろん課題もある。急性期や高度急性期を専門にしてきているので、救急部門がやや手薄といえる。

　「24 時間対応するには勤務体制を整え、人員を増やすなどバックアップシステムが必要だと思います。今後前向きに考えていきたい」

未来へ向けて

　JCI 認証の取得は何かと話題になるが、三田病院はあくまでひとつのステップとしてとらえている。これから病院は、日本だけにとらわれることなく、世界的な視野に立って医療を見ていかなければならない時代になってきている。目指す先は、日本人も外国人も分け隔てなく、さまざまな人

種の人々が患者であったり、医療スタッフであったりする、真に開かれた未来の病院像だ。

　他にも日本が抱える喫緊の課題としては、高齢化がある。実は三田病院は予防医学にも力を注いでいる。他部門と独立した専用エリアに予防医学センターがあり、3.0 テスラ MRI、320 列マルチスライス CT、PET-CT、デジタルマンモグラフィなど、最新機器が導入されている（図3）。落ち着いた雰囲気の室内で、人間ドックが受けられる。高齢化社会を迎え、医療費が増大していく中、少しでも病気を未然に防ぎ、医療費の削減に取り組むことも、これからの病院にとっては欠かせない役割になるだろう。それができるのが、この予防医学センターである。

　最後に宮崎氏は語る。

　「患者さんがより安心して受診できる環境作りは欠かせません。患者さんが増えれば、医療収入も増える。医療収入が増えれば、より快適な環境が生まれるでしょう。当院が病院のビジネスモデルとなれば、他病院も追随しやすくなると思います。グローバルスケールを持って、日本人も外国人もなく、すべての人に質の高い医療を提供できるように今後も努めていきたい」

　そして、宮崎氏は当面の目標として、特定機能病院の承認を取ることを挙げてくれた。特定機能病院とは、高度の医療の提供、高度の医療技術の開発および高度の医療に関する研修を実施する能力などを備えた厚生労働

図3　がん検診や病期診断に威力を発揮する PET-CT

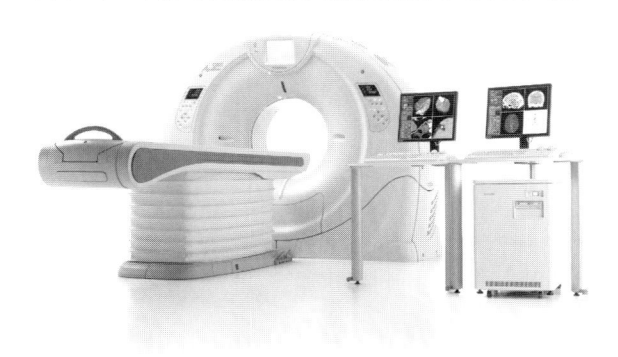

省が認める病院である。全国で 86 病院（2019 年 4 月）が承認されている。三田病院の次なる挑戦は特定機能病院の承認である。

　取材終了後、院内を見学させていただいた。クリーンで機能的だが、ところどころに女流画家の心を癒すようなタッチの絵画が飾ってあった。ともすれば緊張感や冷たさが先に立つ病院の雰囲気を少しでも和らげる工夫がされている。院内を歩いてみて気付いた。患者や家族がリラックスできる心地よい空気が流れていることに。

資　　料

外国人患者受入医療機関認証制度（JMIP）の認定病院

外国人患者受入医療機関認証制度（JMIP）は、在留、訪日外国人へ安心・安全な医療を提供するための環境が整備された医療機関を認証する。

　認定機関：選定機関　一般社団法人日本医療教育財団

認定病院　　　　　　　　　　　　　　　　　2019 年 9 月 29 日時点（67 施設）

	医療機関名	都道府県	所在地	電話番号
1	医療法人雄心会　函館新都市病院	北海道	函館市石川町 331-1	0138-46-1321
2	国立大学法人北海道大学　北海道大学病院		札幌市北区北 14 条西 5	011-716-1161
3	医療法人徳洲会　札幌東徳洲会病院		札幌市東区北 33 条東 14-3-1	011-722-1110
4	国立大学法人筑波大学　筑波大学附属病院	茨城県	つくば市天久保 2-1-1	029-853-3900
5	日本赤十字社栃木県支部　足利赤十字病院	栃木県	足利市五十部町 284-1	0284-21-0121
6	日本赤十字社　さいたま赤十字病院	埼玉県	さいたま市中央区新都心 1-5	048-852-1111
7	医療法人社団協友会　彩の国東大宮メディカルセンター		さいたま市北区土呂町 1522	048-665-6111
8	学校法人埼玉医科大学　埼玉医科大学国際医療センター		日高市山根 1397-1	042-984-4111
9	日本赤十字社　成田赤十字病院	千葉県	成田市飯田町 90-1	0476-22-2311
10	社会医療法人社団木下会　千葉西総合病院		松戸市金ケ作 107-1	047-384-8111
11	公益社団法人地域医療振興協会　東京ベイ・浦安市川医療センター		浦安市当代島 3-4-32	047-351-3101
12	社会医療法人社団木下会　鎌ケ谷総合病院		鎌ケ谷市初富 929-6	047-498-8111
13	公益財団法人日産厚生会　玉川病院	東京都	世田谷区瀬田 4-8-1	03-3700-1151
14	ＮＴＴ東日本関東病院		品川区東五反田 5-9-22	03-3448-6111
15	東京都立墨東病院		墨田区江東橋 4-23-15	03-3633-6151
16	公益財団法人東京都保健医療公社　荏原病院		大田区東雪谷 4-5-10	03-5734-8000
17	国立研究開発法人　国立精神・神経医療研究センター病院		小平市小川東町 4-1-1	042-341-2711
18	東京都立多摩総合医療センター		府中市武蔵台 2-8-29	042-323-5111
19	東京都立小児総合医療センター		府中市武蔵 2-8-29	042-300-5111
20	東京都立駒込病院		文京区本駒込 3-18-22	03-3823-2101
21	国立研究開発法人　国立国際医療研究センター病院		新宿区戸山 1-21-1	03-3202-7181
22	公益財団法人東京都保健医療公社　大久保病院		新宿区歌舞伎町 2-44-1	03-5273-7711
23	医療法人徳洲会　東京西徳洲会病院		昭島市松原町 3-1-1	042-500-4433
24	立正佼成会　佼成病院		杉並区和田 2-25-1	03-3383-1281
25	社会医療法人社団愛有会　久米川病院		東村山市萩山町 3-3-10	042-393-5511
26	公益財団法人東京都保健医療公社　豊島病院		板橋区栄町 33-1	03-5375-1234
27	医療法人財団岩井医療財団　岩井整形外科内科病院		江戸川区南小岩 8-17-2	03-5694-6211
28	日本私立学校振興・共済事業団　東京臨海病院		江戸川区臨海町 1-4-2	03-5605-8811
29	東京都立広尾病院		渋谷区恵比寿 2-34-10	03-3444-1181
30	学校法人国際医療福祉大学　国際医療福祉大学三田病院		港区三田 1-4-3	03-3451-8121
31	社会福祉法人恩賜財団済生会支部東京都済生会　東京都済生会中央病院		港区三田 1-4-17	03-3451-8211
32	国家公務員共済組合連合会　虎の門病院		港区虎ノ門 2-2-2	03-3588-1111

	医療機関名	都道府県	所在地	電話番号
33	独立行政法人地域医療機能推進機構　東京高輪病院	東京都	港区高輪 3-10-11	03-3443-9191
34	医療法人沖縄徳洲会　武蔵野徳洲会病院		西東京市向台町 3-5-48	042-465-0700
35	社会福祉法人親善福祉協会　国際親善総合病院	神奈川県	横浜市泉区西が岡 1-28-1	045-813-0221
36	社会福祉法人恩賜財団済生会支部神奈川県済生会　横浜市東部病院		横浜市鶴見区下末吉 3-6-1	045-576-3000
37	医療法人徳洲会　湘南藤沢徳洲会病院		藤沢市辻堂神台 1-5-1	0466-35-1177
38	医療法人沖縄徳洲会　湘南鎌倉総合病院		鎌倉市岡本 1370-1	0467-46-1717
39	日本赤十字社　長岡赤十字病院	新潟県	長岡市千秋 2-297-1	0258-28-3600
40	医療法人真生会　真生会富山病院	富山県	射水市下若 89-10	0766-52-2156
41	社会医療法人財団董仙会　恵寿総合病院	石川県	七尾市富岡町 94	0767-52-3211
42	社会医療法人財団慈泉会　相澤病院	長野県	松本市本庄 2-5-1	0263-33-8600
43	社会医療法人厚生会　木沢記念病院	岐阜県	美濃加茂市古井町下古井 590	0574-25-2181
44	社会医療法人蘇西厚生会　松波総合病院		羽島郡笠松町田代 185-1	058-388-0111
45	磐田市立総合病院	静岡県	磐田市大久保 512-3	0538-38-5000
46	医療法人偕行会　名古屋共立病院	愛知県	名古屋市中川区法華 1-172	052-362-5151
47	藤田医科大学病院		豊明市沓掛町田楽ケ窪 1-98	0562-93-2111
48	社会医療法人誠光会　草津総合病院	滋賀県	草津市矢橋町 1660	077-563-8866
49	医療法人財団康生会　武田病院	京都府	京都市下京区塩小路通西洞院東入東塩小路町 841-5	075-361-1351
50	医療法人社団恵心会　京都武田病院		京都市下京区西七条南衣田町 11	075-312-7001
51	公益社団法人京都保健会　京都民医連中央病院		京都市中京区西ノ京春日町 16-1	075-822-2777
52	医療法人沖縄徳洲会　吹田徳洲会病院	大阪府	吹田市千里丘西 21-1	06-6878-1110
53	国立大学法人大阪大学　医学部附属病院		吹田市山田丘 2-15	06-6879-5111
54	医療法人徳洲会　岸和田徳洲会病院		岸和田市加守町 4-27-1	072-445-9915
55	地方独立行政法人　りんくう総合医療センター		泉佐野市りんくう往来北 2-23	072-469-3111
56	神戸大学医学部附属病院	兵庫県	神戸市中央区楠町 7-5-2	078-382-5111
57	国立大学法人岡山大学　岡山大学病院	岡山県	岡山市北区鹿田町 2-5-1	086-223-7151
58	津山中央病院		津山市川崎 1756	0868-21-8111
59	社会医療法人大成会　福岡記念病院	福岡県	福岡市早良区西新 1-1-35	092-821-4731
60	医療法人徳洲会　福岡徳洲会病院		春日市須玖北 4-5	092-573-6622
61	日本赤十字社　福岡赤十字病院		福岡市南区大楠 3-1-1	092-521-1211
62	医療法人社団高邦会　福岡山王病院		福岡市早良区百道浜 3-6-45	092-832-1100
63	国立大学法人九州大学　九州大学病院		福岡市東区馬出 3-1-1	092-641-1151
64	地方独立行政法人　佐賀県医療センター好生館	佐賀県	佐賀市嘉瀬町中原 400	0952-24-2171
65	社会医療法人緑泉会　米盛病院	鹿児島県	鹿児島市与次郎 1-7-1	099-230-0100
66	医療法人沖縄徳洲会　中部徳洲会病院	沖縄県	中頭郡北中城村アワセ土地区画整理事業地内 2 街区 1	098-932-1110
67	医療法人沖縄徳洲会　南部徳洲会病院		島尻郡八重瀬町字外間 171-1	098-998-3221

出所：http://jmip.jme.or.jp/search.php?&mode=search&prefectures=&hospital_name=&department=&states=&c=6

日本の総人口および都道府県別人口の 2030 年見通し

総人口

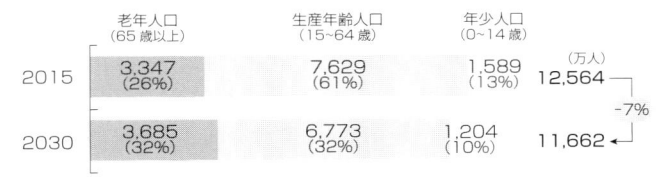

出所：総務省統計局「日本の統計 2017」

都道府県別人口

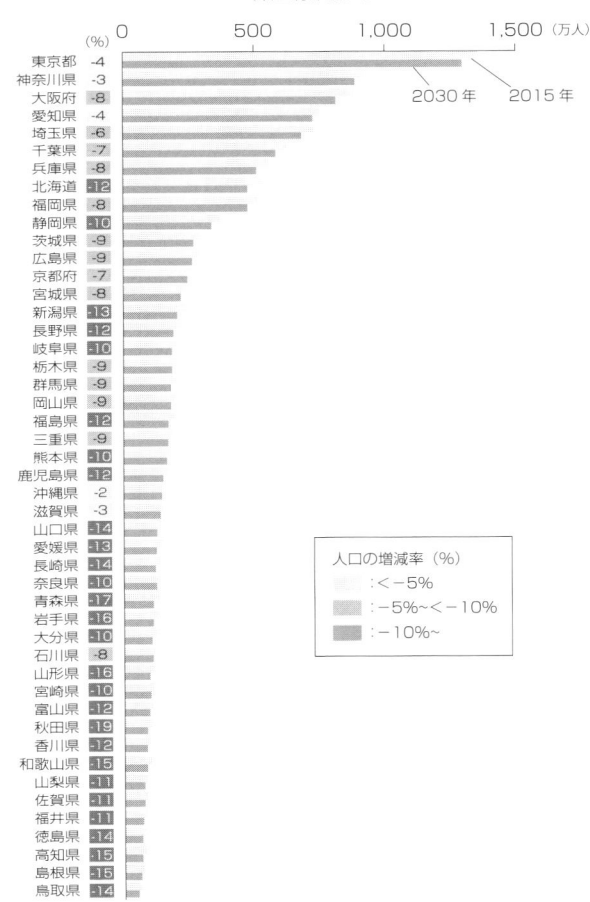

出所：総務省統計局「日本の統計 2017」、国立社会保障・人口問題研究所「日本の地域別将来推計
　　　人口（平成 25 年 3 月推計）」

●2030年の総人口は2015年比7％減少する一方、老年人口割合は増加する見通し。

●県別に見ると、都市部の減少率は小幅だが、地方では最大19％減少する可能性。

医療の国際展開による医療水準の向上への寄与

● 新興国における疾病構造は、日本の疾病構造と同様の構造になりつつあると想定されることから、日本の医療技術が、これらの国の医療水準の向上に寄与し得ると考えられる。
● 治療効果の高い日本の優れた医療技術や、予防を促す健康維持の仕組み等、日本の医療へのニーズは高いと考える。

死亡要因で見る疾病構造

※ 新興国の１人あたり GDP は、日本の 1960 年代、1970 年代の水準に達しており、経済水準の向上に伴い、各国の死亡要因で見る疾病構造も日本の疾病構造と同様の構造になりつつあると想定される。

順位	日本（2010 年代）	重点国*（2015 年）
1	癌	循環器系疾患（脳卒中、心臓病等）
2	心臓病	癌
3	肺炎	呼吸器系疾患
4	脳卒中	感染症および寄生虫病
5	不慮の事故	消化器系疾患

注： ＊経済産業省ヘルスケア産業課では、新興国のうち、インド、インドネシア、カンボジア、タイ、中国、トルコ、フィリピン、ベトナム、ミャンマー、メキシコ、バングラデシュ、ブラジル、ロシアの 13 ヵ国を重点国として重点的に支援を行うこととしている。

保健医療システムにおける健康達成度

※ 1997（平成 9 ）年のデータに基づき、健康の到達度と均一性、人権の尊重と利用者への配慮の到達度と均一性、費用負担の公正さ等から評価した保健医療システムの総合目標達成度

順位	国	指数
1	日本	93.4
2	スイス	92.2
3	ノルウェー	92.2
4	スウェーデン	92.0
5	ルクセンブルク	92.0
6	フランス	91.9
7	カナダ	91.7
8	オランダ	91.6
9	米国	91.6
10	オーストリア	91.5

出所：WHO, The world health report 2000

日本の医療技術への評価

世界的に評価される高い治療技術

例）癌領域　5 年後生存率の高いトップ10

順位	子宮頸がん	乳がん	大腸がん
1	ノルウェー	スウェーデン	韓国
2	韓国	アメリカ	イスラエル
3	イタリア	ポーランド（同率 2 位）	オーストラリア
4	日本	フィンランド	日本
5	デンマーク	オーストラリア	ベルギー（同率 4 位）
6	フィンランド	ポルトガル	スウェーデン
7	アイスランド	イスラエル	オーストリア
8	エストニア	カナダ	フィンランド（同率 7 位）
9	スウェーデン	日本	アメリカ
10	イスラエル	アイスランド	ドイツ

出所：OECD, Healthata Glance 2015 をもとに NRI 作成

医療インバウンドについて

● 医療インバウンド(医療渡航)とは、日本の医療機関による外国人患者の受入の中でも、日本の医療機関での受診を目的に渡航する外国人患者を受け入れることをいう。
● 日本の高度な医療を提供することによって、国際貢献につなげることが目的の一つ*。

※経済産業省の実施する事業においては、美容整形や審美歯科等を目的とした外国人患者受入は対象としていない。

医療機関における外国人患者受入の概念整理

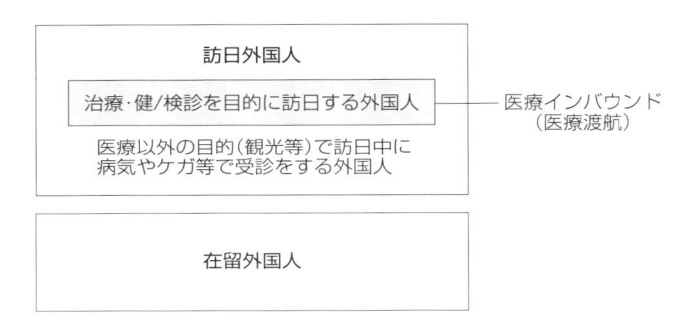

医療インバウンドの促進に向けた考え方

① 海外からの訪日者は増加しており、その中には少なからず世界に冠たる日本の高度な医療を求めている方がいる。これらの患者に対し、高度な医療を提供することは、国際貢献に資する。

② 地域医療における医療提供の確保を前提に、こうした医療渡航者を受け入れることは、日本の医療機関にとっても医療資源の稼働率を向上させ、より高度な医療機器・サービスを導入する契機となり得る。
また、医療渡航者による日本の医療の体験は、海外に日本の医療を展開するアウトバウンドの取組にも資する。

③ その結果、わが国の患者に、将来にわたり高度な医療サービスを提供することに資する。

インバウンド推進に向けた経済産業省のこれまでの主な取組①

課題　　　　　　　　　取組内容

ノウハウの不足
外国人患者受入経験・

①国内医療機関における外国人患者の受入実態調査
※平成28年度に、厚生労働省が「医療機関における外国人旅行者及び
　在留外国人受入れ体制等の実態調査」を実施

②外国人患者受入の実証調査

③「病院のための外国人患者の受入参考書」の作成と配布

④外国人患者受入における事例紹介セミナーの実施
※平成29年度は、広島県で開催。医療機関33名、その他企業25名が参加。

→ 受入に取り組む
医療機関の実態把握と
裾野の拡大

医療機関の受入体制の
強化

海外での認知度不足

⑥ホームページ、カタログ、パンフレット、動画等を通じた
　海外への情報発信

⑦海外イベントにおけるブース出展
海外の医療渡航関連の展示会にブースを展示し、日本の医療・サービスを紹介。
　平成26年2月　　　中国(日本桜祭りin 上海)
　平成26、27年9月　ロシア(モスクワMedshow)
　平成26年12月　　 中国(広東ジャパンブランド)
　平成27年12月　　 中国(China International Medical Tourism Fair)
　平成28年11月　　 中国(同上)
　平成29年9月　　　ベトナム(International travel expo Hochiminhcity)

→ 日本の医療・サービス
の認知度向上

インバウンド推進に向けた経済産業省のこれまでの主な取組②

●外国人患者受入に必要な業務体制、リスク対策、価格設定等について説明した参考書を
　作成し、冊子および経済産業省ホームページでの掲載を通じて広く配布・提供。

PART1　　外国人患者受入業務
　第1章　受入体制の整備
　第2章　治療の環境整備
　第3章　入院生活の環境整備
　第4章　治療終了時の対応

PART2　　リスクの回避
　第5章　紛争対策〜予防と対応〜

PART3　　価格の検討
　第6章　価格設定

PART4　　資料・書式フォーマット集
　治療支払いに関する合意書(英語)
　メール定型文集(英語／中国語)

経済産業省の下記ホームページに掲載
http://www.meti.go.jp/policy/mono_info_
service/healthcare/inbound.html

来日前の受入判断から帰国後の
フォローアップに渡り、必要な
業務や役割分担を紹介。

クレームや未収金に対する予防
と対応について、トラブル事例
を交えながら紹介。

外国人患者／日本人患者に対す
る価格の考え方の違いや、価格
設定のケーススタディを掲載。

外国人患者、主治医、紹介者に
対する、受入検討や受入可否連
絡のメール文例等を掲載。

**身元保証機関および医療通訳
教育機関のリストを掲載**

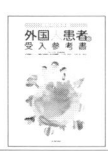

医療渡航支援企業
(コーディネート事業者)
の活用方法を紹介

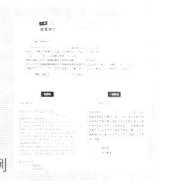

メール定型文掲載例

国内医療機関における外国人患者の受入実態調査①

● 平成 22、24、27 年度に、全国約 9,500 の医療機関に対してアンケートを送付し、受入の取組状況や課題を調査。2,000 機関以上が回答。
● 受入意向は、「意向あり」が増加傾向にある一方、「受入経験なし、かつ、受入意向なし」の医療機関はおよそ半数（47.6%）を占めた。

受入経験および意向

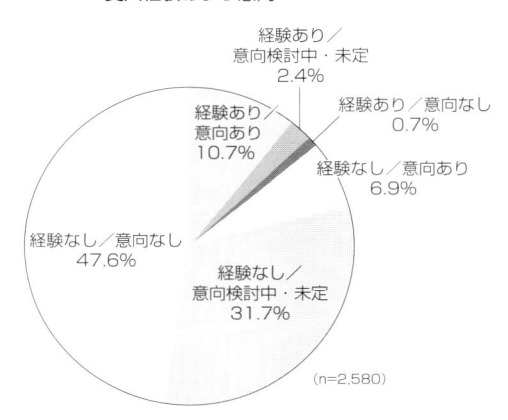

(n=2,580)

受入意向の経年変化

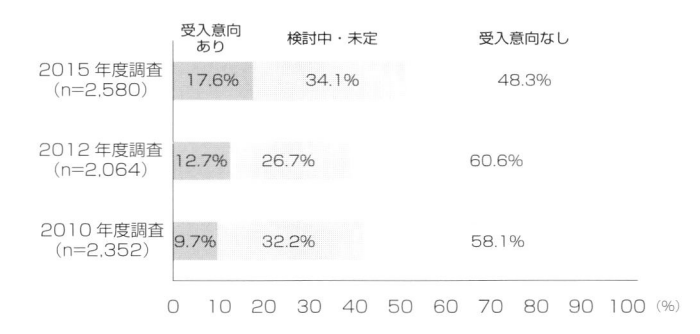

	受入意向あり	検討中・未定	受入意向なし
2015 年度調査 (n=2,580)	17.6%	34.1%	48.3%
2012 年度調査 (n=2,064)	12.7%	26.7%	60.6%
2010 年度調査 (n=2,352)	9.7%	32.2%	58.1%

0　10　20　30　40　50　60　70　80　90　100 (%)

国内医療機関における外国人患者の受入実態調査②

●受入にあたっての課題として、人手不足や外国語対応を課題に挙げる医療機関が多い。

問題点・課題・消極的となる理由　　　　　　　　　積極性別

1番目の割合を5倍、2番目の割合を4倍、3番目の割合を3倍、4番目の割合を2倍、5番目の割合をそのままで、それぞれを足し合わせ、スコア化した。

No.	項目	問題点・課題・消極的となる理由(%)					積極性別
		1番目	2番目	3番目	4番目	5番目	0.0 30.0 60.0 90.0 120.0 150.0 180.0 210.0 240.0
1	国内の患者対応により人手(医師・看護師・事務スタッフなど)が不足	23.8	5.5	4.0	3.5	5.0	130.4 / 139.6
2	診察・治療設備の余裕がない	4.7	9.0	2.8	2.4	2.5	41.8 / 41.5
3	院内の合意形成を得ることが困難	3.1	4.1	4.2	2.9	3.9	68.4 / 49.1
4	多言語・異文化への対応(院内表示、各種文書や食事など)が困難	19.8	18.7	16.7	11.1	6.4	143.0 / 214.4
5	受入れを判断するための患者情報を入手することが困難	4.6	9.5	8.7	7.0	6.2	125.3 / 86.1
6	外国語を話すことができる医師、看護師が不足	19.4	20.6	16.2	9.7	5.8	131.6 / 226.8
7	患者の来日前のサポート*が困難	2.9	4.2	6.7	7.8	5.5	92.4 / 44.1
8	通訳の確保が困難	4.9	11.6	13.9	13.3	8.9	77.2 / 140.4
9	患者の在日中の通訳以外のサポート(交通の手配や緊急連絡先の確保など)が困難	0.5	2.4	4.3	7.4	9.2	70.9 / 35.2
10	患者の帰国後のサポート体制(患者の帰国先の医療関係との連携など)が未整備	1.0	2.6	4.6	6.6	8.1	75.9 / 47.5
11	外国人患者に対する適切な価格設定が分からない	0.3	0.7	1.1	2.9	2.4	24.1 / 15.5
12	外国人患者から料金を確実に回収できるかが不安	2.4	3.5	5.8	9.0	9.3	102.5 / 106.8
13	外国人患者とのトラブルへの対応策(事前対応策や事後処理方策)が分からない	3.1	4.5	6.6	11.2	14.1	158.2 / 90.6
14	外国人患者の確保・プロモーション機能が未整備	1.0	0.9	1.4	1.8	3.2	67.1 / 12.9
15	外国人患者を対象とした民間保険制度が未整備	1.0	1.4	1.9	2.8	5.6	54.4 / 36.0
16	外国人患者を受入れる意義・目的が分からない	2.1	0.4	0.9	0.3	2.2	1.3 / 10.2
17	その他	5.2	0.4	0.3	0.2	1.7	22.8 / 22.8

注：＊ビザの手配や治療・手術日のスケジュール調整、宿泊先の確保などのこと。

アジア各国と日本の医療インバウンド受入渡航患者数

●日本の医療インバウンドも増加傾向ではあるが、渡航受診者の実数は不明。
●アジア各国は数十万人・数百万人規模で渡航受診者を受入。

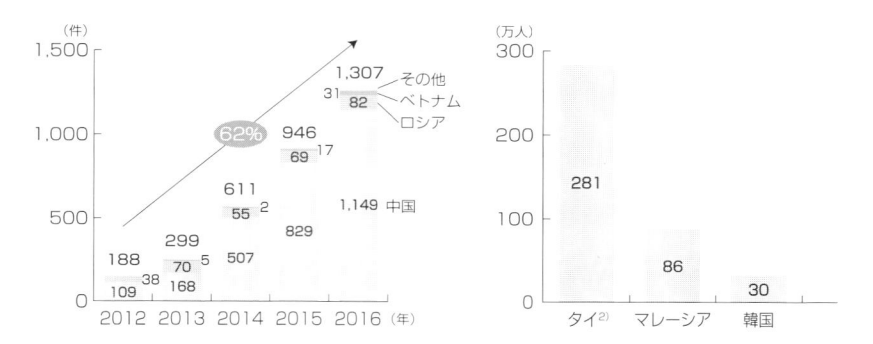

日本における医療滞在ビザ発給件数 アジアにおける国別医療渡航者受入人数[1]（2015年）

注：1）タイとマレーシアの外国人患者数には現地駐在員や商用旅行客等すべての外国人が含まれる。
　　2）タイ政府が公表している数字は、民間統計とは大きな乖離がある。
出所：Ministry of Public Health Thailand、Malaysia Healthcare Travel Council、韓国保健産業振興院、外務省ビザ発給統計

あとがきに代えて

　医療、介護の研究者や病院、介護施設関係者の有志が中心になって「医療・介護の安全保障を推進する民間会議」を設立したのは、2014年5月10日でした。

　武力つまり軍事力の強化、行使ではなく、医療、介護を通じてアジア各国、関係者との友好の輪を広げ、国際貢献する。日本の医療・介護制度、ノウハウを啓発し、人材育成することで対立の構図を改善、解消し「安全保障」を構築することが目的でした。

　「民間会議」の設立総会では、この趣旨を「東京宣言」として次のように発し、国際交流、友好の推進を呼びかけました。

　「東京宣言」の概要
　①医療、介護の安全保障を推進する
　②日本のモデル、ノウハウを海外に発信する
　③教育の普及、人材の育成の推進、支援に努める

　この「民間会議」の考え方、理念は徐々に浸透し、賛同者は増え、民間人による交流、友好の輪を広げ、安全と信頼の絆を築く「平和友好主義」が芽生えつつあります。今回、『令和　はばたく医療ツーリズム──国際貢献と連帯の新時代へ』を発刊する背景には、医療、介護を通じて国際交流、貢献を進めたい、との研究者や、病院、施設、企業関係者の願いがありました。根底にあったのは「平和」「多文化共生」の理念です。グローバル時代を迎え、国家や民族、宗教等を超えて交流を進め、共に生きる。国境の垣根を越えた新たな理念として医療ツーリズムを位置づけました。

　国連は1994年に「人間開発報告書」を発表し、「人間の安全保障」という用語、概念を初めて使いましたが、これとは直接関係はありません。国連は「国家の安全保障」と対比する形でこの概念を打ち出しました。私たちの発想はあくまでも民間人としての「peaceful horizon」です。

　「医療ツーリズム」についての出版は2冊目です。前回は2011年8月11日でした。東日本大震災（2011年3月11日）直後でしたので、タイトルは「医療ツーリズム——大震災でどうなる日本式成長モデル」とつけました。それから8年余りが過ぎましたが、この間、出版不況のあおりを受け、刊行までには紆余曲折がありました。しかし、多くの方々の支援、協力で出版にこぎつけました。心から感謝と御礼を申し上げます。

　なお、本書の内容についての照会は、下記までご一報願います。

　　メールアドレス　mizumaki@iuhw.ac.jp（水巻中正）

　最後に、本書出版にご尽力いただいた読売新聞東京本社・調査研究本部長の南砂氏、中央公論新社の青沼隆彦、堀間善憲両氏、編集協力の中央公論事業出版の内藤洋幸、神門武弘両氏に深謝いたします。

「医療・介護の安全保障を推進する民間会議」代表幹事

水巻中正

執筆者一覧

水巻中正（みずまき・ちゅうせい）　　　　　　序論・第1章・第2部・本書編集担当

国際医療福祉大学大学院医療福祉経営専攻教授

　　同志社大学経済学部卒。読売新聞東京本社に入社後、社会部、解説部を経
　て編集局部長、初代社会保障部長を歴任。2001年国際医療福祉大学教授。
　医療経営管理学科長、大学院医療福祉経営専攻主任等を務め、現在に至る。
　日本医学ジャーナリスト協会会長。「医療・介護の安全保障を推進する民間
　会議」代表幹事。著書『厚生省研究』（行政）、『崩壊する薬天国』（風濤社）、
　『ドキュメント日本医師会―崩落する聖域』（中央公論新社）、編著『医療新
　生』（日本医療企画）、『医療ツーリズム』（医薬ジャーナル社）、『医学部教育イ
　ノベーション―医療が変わる 世界が変わる』（日本医療企画）など。

松本謙一（まつもと・けんいち）　　　　　　　　　　　　　　第2章担当

サクラグローバルホールディング株式会社代表取締役会長

　　慶應義塾大学経済学部卒業後、1961年サクラ精機株式会社入社。17代目と
　して同社の経営を行う。現在グループ各社の会長職兼任。一般財団法人松
　本財団代表理事。日本医療機器産業連合会会長をはじめ、NPO法人海外医
　療機器技術協力会会長、医療機器業公正取引協議会会長、単回医療機器再
　製造推進協議会理事長、民間外交推進協会理事、GS1ヘルスケアジャパン
　協議会副会長、国際医療技術財団執行理事、中華人民共和国衛生部中日友
　好医院管理顧問など各団体役員を務める。藍綬褒章受章、旭日中綬章受章。

湖山泰成（こやま・やすなり）　　　　　　　　　　　　　　　第3章担当

湖山医療福祉グループ代表

　　1955年東京都生まれ。三井信託銀行勤務を経て、父・聖道が院長を務めて
　いた銀座菊地病院役員として経営を再建。この再建を皮切りに、湖山医療
　福祉グループとして全国各地に事業展開し、医療法人9、社会福祉法人13、
　一般財団法人1、株式会社8、NPO法人1を擁している。現在、静岡県の湖
　山リハビリテーション病院をはじめとする三つの病院・四つの診療所、599
　の高齢者介護・福祉施設等を展開。職員数11,829名（2019年9月現在）。順
　天堂大学客員教授、広島経済大学特別客員教授、千葉商科大学特命教授。
　ソーシャルビジネスの草分けとして社会事業経営の在り方を追究する。趣
　味は映画鑑賞で雑誌の映画評論なども手掛ける。

相澤孝夫（あいざわ・たかお） 第4章担当

社会医療法人財団慈泉会理事長
相澤病院最高経営責任者
　1947年生まれ。73年東京慈恵会医科大学卒、同年信州大学医学部附属病院勤務。81年特定医療法人（現社会医療法人財団）慈泉会相澤病院副院長。83年信州大学医学部博士課程修了（医学博士）。88年社会福祉法人恵清会理事長、94年同病院理事長・院長、2017年同病院最高経営責任者。2003年長野県松本日中友好協会会長、13年全国病院経営管理学会会長、15年地域再生医福食農連携推進支援機構理事長、16年日本人間ドック学会副理事長、17年日本病院会会長。

熊﨑博司（くまざき・ひろし） 第4章担当

社会医療法人財団慈泉会経営戦略部国際課課長
　近畿合同会計事務所（現株式会社日本経営）を退職後渡米。1999年ユタ大学（米国）卒業。その後、社会医療法人財団慈泉会相澤病院に入職し理学療法士として勤務。2010年同院国際課課長となり、JCI認証取得や中国現地法人立ち上げ業務を担う。

飯塚陽子（いいづか・ようこ） 第5章担当

東京大学医学部附属病院糖尿病・代謝内科副科長特任講師
　中国黒竜江省生まれのハーフ、16歳来日。東京大学医学部医学科卒、大学院医学系研究科博士課程修了（医学博士）。国際診療委員会委員、経済産業省国際医療交流調査研究事業委員、日中医学協会広報委員会委員、内閣官房中国生活習慣病専門病院運営WG委員、厚生労働省国際保健懇談会WGメンター。経済産業省の採択事業「日本式糖尿病診療サービスの中国展開に関する調査」を実施、医療の国際化に向けた取り組みが高く評価され、2014年第十回中曾根康弘賞奨励賞受賞、NHK・テレビ東京・日本経済新聞等各メディアに取り上げられる。

劉　暁程（りゅう・しょうてい） 第6章担当

泰達国際心血管病医院院長
東京医科歯科大学臨床教授
　1949年生まれ。心臓血管外科医師、元協和医科大学副学長。2003年天津泰達国際心血管病医院を創立、院長就任。東京医科歯科大学客員教授、協和

医科大学終身教授。

俞　　剛（ゆう・ごう）　　　　　　　　　　　　　　　　第6章担当

泰達国際心血管病医院院長補佐
東京医科歯科大学心臓血管外科非常勤講師
　　1969年生まれ。協和医科大学を経て、2003年天津泰達国際心血管病医院の創立メンバーとして、院長補佐就任、日中医療交流に尽力。2019年平和国際医院副院長に就任。

布施達朗（ふせ・たつろう）　　　　　　　　　　　　　　第7章担当

セコム株式会社常務取締役
セコム医療システム株式会社取締役会長
　　1982年慶應義塾大学商学部卒。同年日本警備保障株式会社（現セコム株式会社）入社。2009年セコム医療システム株式会社代表取締役社長、16年セコム医療システム株式会社取締役会長。17年より現職、セコム株式会社常務取締役。

遠藤慶子（えんどう・けいこ）　　　　　　　　　　　　　第8章担当

東京医科歯科大学大学院歯学部口腔保健衛生学専攻
地域・福祉口腔機能管理分野非常勤講師
　　慶應義塾大学経済学部卒。日産自動車本社業務部にて商品企画にかかわる。2001年より田園調布学園大学人間福祉学部人間福祉学科で福祉人材の養成。13年より東京医科歯科大学大学院医歯学総合研究科にて医療人材の養成。18年より介護支援専門員として川崎市高津区で相談業務を行う。現在は福祉の3国家資格（介護福祉士・社会福祉士・精神保健福祉士）を活かし、神奈川県認知症ケア専門士会代表として福祉活動を行う。医療福祉学博士。

長谷川フジ子（はせがわ・ふじこ）　　　　第9章担当・第2章編集協力

東京大学未来ビジョン研究センター　ライフスタイルデザイン研究ユニット特任研究員
一般財団法人松本財団ファーマスーティカルアドバイザー
　　薬学博士、医療経営学修士、医業経営コンサルタント、スポーツファーマシスト。病院、調剤薬局での経験を経て、医薬品卸の医療情報スペシャリストとして長年勤務。現在、サクラグローバルホールディング株式会社学

術顧問、一般財団法人松本財団ファーマスーティカルアドバイザーとして
グローバルに活動。GS1 ヘルスケアジャパン協議会企画・広報推進部会副
主査や単回医療機器再製造推進協議会事務局を務める。

濱田健司 （はまだ・けんじ） 第10章担当

一般社団法人 JA 共済総合研究所主任研究員

東京農業大学大学院修了（農業経済学博士）。一般社団法人日本農福連携協
会顧問（旧全国農福連携推進協議会会長）、農林水産省農林水産政策研究所
客員研究員、「農」の機能発揮支援アドバイザー。障害者の就農に関する調
査研究とそれを広めるための意識啓発、助言、講演などの活動を行う。人
間と自然の多様性、そして「農」の福祉力や自然農を含めた農福＋α連携
に注目し、地域や人間関係まで包括した共生・共創の地域社会「里マチ」
および「農生業（のうせいぎょう）」を提唱している。主な著書『農の福祉
力で地域が輝く』（創森社）、『農福連携の「里マチ」づくり』（鹿島出版会）。

金川仁子 （かねかわ・まさこ） 第11章担当

医療法人愛正会・社会福祉法人愛正会　法人本部経営研究開発室室長

東北大学大学院医学系研究科博士課程修了（医学博士）、国際医療福祉大学
大学院医療福祉学研究科修士課程修了。東京大学公共政策大学院医療政策
教育研究ユニット H-PAC5 期。第 7 回日本医療・病院管理学会学術賞（論
文）受賞。国際医療福祉大学大学院非常勤講師、日本医療マネジメント学
会会員、日本医療・病院管理学会会員、日本医学ジャーナリスト協会会員。

安藤高夫 （あんどう・たかお） 第12章担当

医療法人社団永生会理事長

1959 年東京都生まれ。84 年日本大学医学部卒業。専門は消化器内科。89 年
医療法人社団永生会理事長。2014 年医療法人社団明生会理事長。17 年自由
民主党公認で第 48 回衆議院議員選挙に初当選。衆議院議員、自由民主党厚
生労働委員、厚生労働副部会長（2019 年 10 月現在）。現在は、全日本病院
協会副会長、日本慢性期医療協会副会長、東京都医師会参与、東京都慢性
期医療協会理事、東京都病院協会副会長、八王子市医師会理事、日本医療
法人協会常務理事、日本認知症グループホーム協会理事、東京青年医会名
誉代表等を務める。

植村佳代（うえむら・かよ）　　　　　　　　　　　　　　第13章担当

株式会社日本政策投資銀行業務企画部イノベーション推進室副調査役
　1999年日本開発銀行（現株式会社日本政策投資銀行）入行。2007年より産業調査部にてエネルギー分野を担当。09年ヘルスケア分野の担当となり、「進む医療の国際化〜医療ツーリズムの動向〜」、「進む医療の国際化（2）〜拡大するアジアの医療ツーリズムの動向〜」で、医療ツーリズムに関する世界の動向およびアジア（タイ、シンガポール、インド、韓国）のリーディングホスピタルのグローバルマーケティング戦略を紹介。14年「わが国介護ロボット産業の発展に向けた課題と展望〜北欧にみるユーザー・ドリブン・イノベーションの重要性〜」。18年より厚生労働省老健局参与（介護ロボット担当）。

《協力者》

小川陽子（おがわ・ようこ）　　　　　　　　　　第3章・第2部編集協力

日本医学ジャーナリスト協会副会長
医療・福祉ジャーナリスト／医療関連映画エッセイスト
　湖山医療福祉グループ企画広報顧問（〜2018年至）。国際医療福祉大学大学院医療福祉経営専攻医療福祉ジャーナリズム修士課程修了。同大学院にて医療ツーリズムの国内外の動向を取材・調査研究。2002年東京から熱海市へ移住。FM局にて「熱海市長本音トーク」番組パーソナリティ、番組審議員、熱海市長直轄観光戦略室委員、熱海市総合政策推進室アドバイザーを務め、熱海メディカルリゾート構想、メディカルツーリズムなどの企画に携わる。主な著書「病院のブランド力」『医療新生』、「メディカルリゾートの実現を目指して—鴨川と熱海に見る戦略」『医療と介護の融合』（ともに日本医療企画）など。

鈴木優子（すずき・ゆうこ）　　　　　第2部 宮崎勝氏取材・インタビュー協力

フリーランス・ライター
　東京都生まれ。株式会社JTB日本交通公社出版事業局（現JTBパブリッシング）に入社、旅行関係書籍の編集に携わる。1991年退職後、フリーランスのライターに。プレジデント、dancyu、各種ガイドブックなど、ビジネス、グルメ、旅行など、さまざまな分野の取材および原稿執筆。2008年国際医療福祉大学大学院医療福祉経営専攻医療福祉ジャーナリズム修士課程修了。医療福祉の原稿執筆開始。東京大学医療政策人材養成講座5期生。図書館司書、介護職員初任者研修課程修了。

令和 はばたく医療ツーリズム
——国際貢献と連帯の新時代へ

2019年12月10日　初版発行

編著者　水 巻 中 正

発行者　松 田 陽 三

発行所　中央公論新社

　　　　〒100-152　東京都千代田区大手町 1-7-1
　　　　電話　販売 03-5299-1730　編集 03-5299-1740
　　　　URL　http://www.chuko.co.jp/

編集協力　中央公論事業出版
印　刷　大日本印刷
製　本　大日本印刷